UNIVERSITÉ DE BORDEAUX

FACULTÉ DE MÉDECINE ET DE PHARMACIE

ANNÉE 1910-1911   N° 38

Les Écrasements des Membres

LEUR TRAITEMENT

Sauver la vie du blessé, avant tout.
Sauver le membre, aussi souvent qu'on le pourra.
LE JARS.

THÈSE POUR LE DOCTORAT EN MÉDECINE

PRÉSENTÉE ET SOUTENUE PUBLIQUEMENT LE 23 DÉCEMBRE 1910

PAR

Henri-Louis HAMET

Élève de l'École Principale du Service de Santé de la Marine
Ancien interne des Hôpitaux
Lauréat des Hôpitaux : Médaille de bronze, 1909 (externat) ; 1910 (internat)
Lauréat de la Faculté
Prix de Médecine de la ville de Bordeaux. Lauréat. Médaille de vermeil (1910)
Prix de Chirurgie de la ville de Bordeaux. Mention très honorable (1910)
Prix de la Faculté :
Mention très honorable (1908). — Honorable (1909). — Très honorable avec éloges (1910)
Licence ès-sciences (Certificat anatomie comparée)
Membre de la Société d'Anatomie et Physiologie de Bordeaux
Lauréat de cette Société. Médaille d'argent (1910)

Né à Kef (Tunisie), le 14 Mai 1887

Examinateurs de la Thèse
MM. DEMONS, professeur	Président.
LAGRANGE, professeur	
GUYOT, agrégé	Juges.
ROCHER, agrégé	

**Le Candidat répondra aux questions qui lui seront faites sur
les diverses parties de l'Enseignement médical**

BORDEAUX
IMPRIMERIE COMMERCIALE ET INDUSTRIELLE
56 — rue du Hautoir — 56

1910

UNIVERSITÉ DE BORDEAUX

FACULTÉ DE MÉDECINE ET DE PHARMACIE

ANNÉE 1910-1911   N° 38

Les Écrasements des Membres

LEUR TRAITEMENT

Sauver la vie du blessé, avant tout.
Sauver le membre, aussi souvent qu'on le pourra.
LE JARS.

THÈSE POUR LE DOCTORAT EN MÉDECINE

PRÉSENTÉE ET SOUTENUE PUBLIQUEMENT LE 23 DÉCEMBRE 1910

PAR

Henri-Louis HAMET

Élève de l'École Principale du Service de Santé de la Marine
Ancien interne des Hôpitaux
Lauréat des Hôpitaux : Médaille de bronze, 1909 (externat) ; 1910 (internat)
Lauréat de la Faculté
Prix de Médecine de la ville de Bordeaux. Lauréat. Médaille de vermeil (1910)
Prix de Chirurgie de la ville de Bordeaux. Mention très honorable (1910)
Prix de la Faculté :
Mention très honorable (1908). — Honorable (1909). — Très honorable avec éloges (1910)
Licence ès-sciences (Certificat anatomie comparée)
Membre de la Société d'Anatomie et Physiologie de Bordeaux
Lauréat de cette Société. Médaille d'argent (1910)

Né à Kef (Tunisie), le 14 Mai 1887

Examinateurs de la Thèse	MM. DEMONS, professeur..........	*Président.*
	LAGRANGE, professeur........	
	GUYOT, agrégé	*Juges.*
	ROCHER, agrégé..............	

Le Candidat répondra aux questions qui lui seront faites sur les diverses parties de l'Enseignement médical.

BORDEAUX

IMPRIMERIE COMMERCIALE ET INDUSTRIELLE
56 — rue du Hautoir — 56

1910

FACULTÉ DE MÉDECINE ET DE PHARMACIE DE BORDEAUX

M. PITRES.................................... Doyen.

PROFESSEURS :

MM. DUPUY..................................... }
PICOT.. }
LANELONGUE.............. .... } Professeurs honoraires.
VERGELY .... }
LAYET .... }
BADAL.. }

MM.		MM.	
Clinique interne......	ARNOZAN. / PITRES	Pharmacie	DUPOUY.
		Matière médicale......	BEILLE.
Clinique externe......	DEMONS. / VILLAR.	Médecine expérimentale	FERRE.
Pathologie et thérapeutique générales	CASSAËT.	Clinique ophtalmologique.....................	LAGRANGE.
Clinique d'accouchements	LEFOUR.	Clinique chirurgicale infantile et Orthopédie.	DENUCÉ.
Anatomie pathologique	COYNE.	Clinique gynécologique.	CHAVANNAZ.
Anatomie...............	GENTES.	Clinique médicale des maladies des enfants.	MOUSSOUS.
Anatomie générale et histologie...........	VIAULT.	Chimie biologique......	DENIGES.
Physiologie..........	JOLYET.	Physique pharmaceutique	SIGALAS.
Hygiène	AUCHE.	Pathologie exotique....	LE DANTEC.
Médecine légale......	LANDE.	Clinique des maladies cutanées et syphilitiques................	DUBREUILH.
Physique biologique et électricité médicale.	BERGONIÉ.		
Chimie................	BLAREZ.	Clinique des maladies des voies urinaires....	POUSSON.
Histoire naturelle....	GUILLAUD.		

PROFESSEURS ADJOINTS :

Clinique des maladies du larynx, des oreilles et du nez............ MM. MOURE.
Clinique des maladies mentales.................................... REGIS.

AGRÉGÉS EN EXERCICE :

SECTION DE MÉDECINE (*Pathologie interne et Médecine légale*).

MM. VERGER. | MM. PETGES.
ABADIE. | J. CARLES.
CRUCHET.

SECTIONS DE CHIRURGIE ET ACCOUCHEMENTS

Pathologie externe ... { MM. VENOT. / GUYOT. / ROCHER. }   Accouchements. { MM. CHAMBRELENT / PERY.

SECTION DES SCIENCES ANATOMIQUES ET PHYSIOLOGIQUES

Anatomie .... { MM. PRINCETEAU / CAVALIE. / AUBARET. }   Physiologie......... MM. GAUTRELET. / Histoire naturelle... MANDOUL.

SECTION DES SCIENCES PHYSIQUES

Chimie................ M. BENECH. | Pharmacie.......... { MM. BARTHE. / LABAT.

COURS COMPLÉMENTAIRES :

Thérapeutique et Pharmacologie .... MM. MONGOUR.
Médecine opératoire.. BEGOUIN.
Accouchements .... CHAMBRELENT.
Physiologie .... GAUTRELET.
Ophtalmologie .... LAGRANGE.
Clinique dentaire.. CAVALIE.
Anatomie et Physiologie élémentaires (Etudiants en Chirurgie
  dentaire et élèves sages-femmes)............................. SELLIER.

Le Secrétaire de la Faculté : LEMAIRE.

Je dédie cette thèse à mon père si affectionné pour ses enfants et dont la vie fut toute de labeur, de droiture et de stoïque énergie.

Je la dédie aussi au souvenir de ma mère et de ma sœur Marie-Marguerite et à mes frères Pierre et Albert.

A MES AMIS BAZIN ET LEBOURHIS

AU DOCTEUR R. GOÉRÉ

A MES AMIS DE PROMOTION

LES DOCTEURS ARTUR. CURET. HÉDERER, VOURCH. YVER

A MONSIEUR LE DOCTEUR CHEVALIER

MÉDECIN GÉNÉRAL DE LA MARINE

DIRECTEUR DE L'ÉCOLE PRINCIPALE DU SERVICE DE SANTÉ DE LA MARINE

ET DES COLONIES

CHEVALIER DE LA LÉGION D'HONNEUR

A MONSIEUR LE DOCTEUR GOMBAUD

MÉDECIN PRINCIPAL DE LA MARINE

SOUS-DIRECTEUR DE L'ÉCOLE PRINCIPALE DU SERVICE DE SANTÉ

DE LA MARINE ET DES COLONIES

CHEVALIER DE LA LÉGION D'HONNEUR

A *mon Maître*

A MONSIEUR LE DOCTEUR BÉGOUIN

PROFESSEUR AGRÉGÉ A LA FACULTÉ DE MÉDECINE DE BORDEAUX
CHARGÉ DU COURS COMPLÉMENTAIRE DE MÉDECINE OPÉRATOIRE
CHIRURGIEN DES HOPITAUX
OFFICIER D'ACADÉMIE

Vous m'avez honoré de vos attentions.
Vous m'avez permis de choisir ce travail
qui est plein de vos idées. Je vous offre
le sincère hommage de ma reconnaissance et de mon admiration.

A mon Président de Thèse

MONSIEUR LE DOCTEUR DEMONS

PROFESSEUR DE CLINIQUE CHIRURGICALE A LA FACULTÉ DE MÉDECINE

DE BORDEAUX

MEMBRE CORRESPONDANT DE L'ACADÉMIE DE MÉDECINE

ET DE LA SOCIÉTÉ DE CHIRURGIE

OFFICIER DE LA LÉGION D'HONNEUR

OFFICIER DE L'INSTRUCTION PUBLIQUE

Hommage respectueux et reconnaissant

Arrivé aujourd'hui au terme de notre vie d'étudiant, nous ne pouvons nous défendre d'une certaine tristesse, lorsque s'effeuille en nous le souvenir des années disparues.

C'est Rennes qui à la sortie du lycée de Quimper nous initia aux sciences physiques et naturelles. Nous eûmes la bonne fortune de trouver à sa Faculté un maître et un ami : le Docteur Bordas et le Docteur Guitard. Ils faillirent nous attirer vers l'Université mais :

> La mer nous chantait l'aventure,
> L'espace, la vie au grand air (1).

Elle l'emporta et après une année d'études à l'hôpital maritime de Brest, l'Ecole de Santé Navale nous ouvrait ses portes. Notre séjour à Bordeaux nous fut rendu agréable par la bienveillance de la Direction. La Faculté de son côté nous fut toujours hospitalière. MM. les Professeurs Vergely et Régis nous témoignèrent un intérêt particulier qui ne se démentit jamais.

Externe dans le service de M. le Professeur agrégé Bégouin, nous fûmes séduit par son enseignement clair et précis, par son habileté et sa grande conscience opératoires. C'est à lui que nous devons nos connaissances de clinique chirurgicale ; nous lui en gardons une profonde reconnaissance.

Les circonstances de notre année d'internat nous ont mis en relations avec M. le Professeur Auché, MM. les Professeurs agrégés Verger, Andérodias, Guyot, MM. les Docteurs Bouvet, de Boucaud, Leuret et Rabère.. Qu'ils reçoivent l'ex-

---

(1) A. Le Braz. La Chanson de la Bretagne.

pression de notre gratitude pour l'intérêt bienveillant qu'ils nous ont témoigné.

Grâce à eux, nous emporterons le meilleur souvenir des années écoulées à Bordeaux. Voici en effet venue l'heure de vivre dans cette marine que nous aimons, l'heure de réaliser les mirages qui enchantèrent les loisirs de nos études : longues croisières à travers les houles Atlantiques ou les solitudes Pacifiques, mouillages devant les sables du Sénégal ou au pays magique de Madame Chrysanthème. Cet avenir plein d'inconnu nous voulons le croire souriant. L'indépendance du caractère, le culte du devoir, l'amour du travail, seront nos fidèles tuteurs dans notre carrière.

Décembre 1910.

DÉFINITION

—

« Les grands écrasements, dit Lejars, (1), constituent une des questions les plus graves et les plus pressantes de la chirurgie d'urgence et sur laquelle tout praticien devrait avoir sa religion faite d'avance, car elle est de celles qui se présenteront à lui, tout à coup, et dans des conditions telles parfois qu'il sera seul à la résoudre. »

Un homme vient d'avoir la jambe écrasée par une roue de wagon ou de tramway, ou bien il vient d'avoir un membre broyé par un éboulement. Que faire? *Doit-on amputer? Doit-on conserver?*

La conduite à tenir dans ces cas d'écrasement a déjà donné lieu à de nombreuses et longues discussions entre chirurgiens. Les déclarations répétées de Reclus, son mémoire paru en 1896 (2), paraissaient avoir nettement tranché la question en faveur de la conservation « systématique », de la conservation « à outrance ». Mais en allant au fond des choses on s'aperçoit que l'accord ne règne pas du tout. Certains signalent des contre-indications, d'autres, la majorité, ne s'entendent pas du tout sur le terme d'écrasement

(1) Lejars. Chirurgie d'urgence, 1909.
(2) Reclus. *Revue de Chirurgie*, janvier 1896.

qu'ils confondent avec fracture ouverte, si bien qu'à l'heure actuelle la question n'est pas encore résolue.

Pourquoi? Ceci tient essentiellement à un *malentendu*. Comme ces peuples qui s'assemblèrent autrefois pour escalader les cieux mais qui, faute d'une même langue, durent se séparer sans résultats, les chirurgiens, de même, faute de s'être entendus sur la signification du terme écrasement, ont laissé la tour de Babel inachevée, sans que le praticien ait pu recueillir de la discussion cette religion faite d'avance dont parle Lejars.

Aussi, pour ne pas renouveler l'erreur et pour ne pas prolonger l'équivoque, nous commencerons par définir nettement ce qu'il faut entendre par écrasement des membres.

Nous employons le terme écrasement et non pas l'expression par trop confuse, à notre avis, de grand traumatisme. Grand traumatisme est en effet plus général, moins explicite et n'a pas de valeur propre ni de signification univoque dans tous les temps et même dans tous les milieux; il comprend suivant Lejars (1) « toutes les lésions traumatiques qui mettent en péril grave et prochain la vie du blessé ou la vitalité d'un de ses membres ou d'un segment étendu de ce membre. » Or, les plaies articulaires, les plaies par armes à feu, les morsures graves, les fractures compliquées, répondent souvent aussi à cette définition. Les grands traumatismes sont donc si multiples et divers suivant leurs causes et les dégâts provoqués qu'ils échappent à une description minutieuse.

Le terme d'écrasement a au contraire une valeur autrement précise. C'est une variété de grand traumatisme mais une variété bien définie. Pour qu'il y ait écrasement, il faut, — ainsi que l'a bien mis au point Imbert (2) dans un mémoire d'une remarquable clarté — il faut qu'il y ait au membre traumatisé l'ensemble des lésions suivantes:

(1) Lejars. *Bulletin Médical*, 1897, n° 93.
(2) Imbert. *Revue de Chirurgie*, février 1907.

1o *Lésions importantes de la peau,* qui se trouve non seulement déchirée, *dilacérée,* mais plus ou moins largement *décollée,* ce qui ouvre le champ à l'infection.

2o *Attrition considérable des parties molles,* des muscles toujours, des vaisseaux et des nerfs souvent au point de former parfois une véritable bouillie.

3o *Un broiement des os réalisant une fracture comminutive ouverte.*

En résumé un écrasement est une fracture comminutive ouverte avec larges lésions cutanées de dilacération et de décollement et attrition profonde des parties molles; le tout causé par une compression directe et violente. Comme on le voit il faut éliminer du cadre de l'écrasement un certain nombre de lésions qu'on a la malencontreuse tendance à y faire entrer.

Voici un homme qui a reçu sur la jambe le choc violent d'une grosse poutre; le tibia est fracturé en un ou plusieurs fragments en relation avec l'extérieur mais la peau ne présente que des lésions vulgaires de contusion. Faut-il, à l'exemple de certains chirurgiens, considérer ce membre comme écrasé, comme broyé? Non, c'est une fracture par cause directe, une fracture comminutive mais ce n'est pas un écrasement.

Une fracture ouverte ne constitue pas un écrasement. C'est là une chose capitale dont il faut bien se pénétrer car un grand nombre d'auteurs confondent ces deux traumatismes. Or, les fractures ouvertes, comminutives ou non, ne s'accompagnent pas d'un choc aussi prononcé, elles présentent peu ou point d'attrition de la peau et des masses musculaires et la plaie n'est pas aussi intimement souillée d'impuretés extérieures: terre, cambouis. Aussi le pronostic en est tout différent. Dans sa clinique, sur 9 cas de fracture ouverte, Imbert note 9 guérisons; au contraire sur 12 écrasements du membre inférieur, il note 4 décès.

Un broiement des parties molles d'un membre sans lésions

du squelette ne réalise pas non plus un écrasement; car le pronostic devient autrement sévère lorsque les os se trouvent fracassés, c'est simplement une plaie contuse. De même ne sont pas des écrasements les plaies par armes à feu, les morsures, les arrachements, et autres traumatismes de ce genre. La discussion serait close depuis longtemps si on avait pris dès le début le soin minutieux de bien s'entendre sur le sens du mot écrasement;. ou si à l'appui des observations, on avait pu bien représenter par un dessin l'état des lésions.

On conçoit aisément *qu'il faudra de violentes compressions pour réaliser les gros dégâts de l'écrasement.* « Tout accident de la rue — déclare M. le professeur Imbert (1) — n'est pas nécessairement un écrasement. Je dis quelquefois aux élèves : les écrasés n'ont qu'un choix restreint : charrette lourdement chargée, tramway, wagon de chemin de fer, engrenage de machine; hors ces quatre causes, les écrasements sont rares. » Notre camarade Stefani, de l'internat lyonnais, cite même dans sa thèse le cas d'un camion de six tonnes ne produisant par son passage sur un membre que des lésions de seconde importance. Evidemment, ici, bien que les dégâts aient été produits par une lourde voiture, il ne s'agit pas d'écrasement. C'est l'état des lésions seul qui permet le diagnostic d'écrasement. Quant aux voitures de place, aux fiacres, aux charrettes non chargées, elles produisent la plupart du temps des fractures qui pourront être comminutives, fermées ou ouvertes, mais il y a pour ce genre d'accidents un terme bien net et bien connu : c'est celui de fracture par cause directe.

De même qu'il convient de s'entendre sur la nature des lésions qui caractérisent l'écrasement de même il est nécessaire de bien spécifier ce qu'il faut entendre par écrasements *de membres.* Un orteil broyé, un doigt écrasé ne sauraient constituer un écrasement de membre. Le fait est

(1) Imbert. *La Clinique,* 26 juin 1908.

indiscutable. Il serait de même abusif, nous semble-t-il, de faire rentrer dans ce cadre un écrasement de la main ou de l'avant-pied. Ces traumatismes ont en effet une gravité bien moindre; ils ne menacent pas la vie et partant leur thérapeutique s'en trouve toute différente.

Il n'en est plus de même lorsqu'il s'agit d'écrasements portant sur l'arrière-pied et la région tibiotarsienne. Ceuxci constituent de vrais écrasements des membres et pour deux raisons: tout d'abord, parce qu'ils sont d'une gravité incontestable allant jusqu'à nécessiter l'amputation, et jusqu'à causer la mort; d'autre part, parce que l'amputation, lorsqu'elle est nécessaire doit porter sur la jambe à sa partie inférieure et parfois même au lieu d'élection. Pour les mêmes raisons, si on passe au membre supérieur, un broiement du poignet constituera un écrasement de membre.

Voilà la catégorie de traumastismes que nous nous sommes proposé d'étudier dans notre travail, que ces traumatismes portent sur le membre supérieur ou inférieur mais d'ores et déjà nous tenons à déclarer que dans la grande majorité des cas, c'est à l'écrasement du membre inférieur qu'on a affaire; c'est lui qui nous occupera surtout. Nous nous réservons, à la fin de notre thèse d'exposer en un court chapitre la comparaison entre les écrasements des deux membres.

Maintenant que nous pensons avoir suffisamment défini pour ne laisser subsister aucun malentendu, ce qu'il faut entendre par écrasement de membre, nous allons esquisser par quelles phases a successivement passé dans l'histoire de la chirurgie la conduite à tenir en pareil cas.

Nous verrons ensuite quelle est l'étiologie et la symptomatologie de ces accidents et par quelles étapes cheminent cliniquement ces écrasés: période immédiate de choc, longue et redoutable période d'infection, enfin période tardive de cicatrisation vicieuse.

Nous examinerons alors — ce qui constituera la partie essentielle de notre travail — les résultats et les indications des deux méthodes préconisées: conservation et amputation. Monsieur le professeur agrégé Bégouin sut nous passionner, il y a deux ans, aux hésitations poignantes qui se posent en pareil cas. Un stage puis une année d'externat passés dans son service nous ont permis de recueillir un certain nombre d'observations, que nous avons encore augmenté pendant notre internat. Nous verserons ces observations au débat et nous gardant des anathèmes trop absolus et des proscriptions trop hâtives nous analyserons ces observations, nous écouterons causer les faits et de leur ensemble, nous essaierons de dégager des conclusions impartiales. « La vérité, disait J.-J. Rousseau, est dans les choses et non dans mon esprit qui la juge et moins je mets du mien dans les jugements que j'en porte, plus je suis sûr d'approcher de la vérité. »

HISTORIQUE [1]

Lorsqu'on recherche dans l'histoire de la chirurgie quelles ont été au cours des différentes époques les idées en faveur sur le traitement des écrasements de membres, on éprouve d'abord un certain désarroi. A aucun moment, ne paraît avoir existé de règle de conduite bien déterminée. Mais en y regardant de plus près, on voit qu'il est possible de diviser cette évolution en trois grandes phases déterminées par deux grandes découvertes: celle de l'hémostase par ligature des artères et celle de l'antisepsie.

La première phase, la phase ancienne qui s'étend jusqu'à la Renaissance, est une *phase de conservation résignée fataliste.* L'antiquité et le moyen-âge ne connaissant point la ligature des vaisseaux, reculaient devant l'opération. Par peur de l'hémorrhagie, les chirurgiens embaumaient les membres écrasés avec les mêmes substances qui leur servaient à l'embaumement des corps; ils abandonnaient la guérison aux efforts de la nature; ils ne réservaient l'amputation qu'aux cas où la mortification étant complète, on n'avait plus à

---

(1) On trouvera une étude très détaillée de la question dans la thèse de Poinsot : De la conservation dans le traitement des fractures compliquées, Paris 1872, p. 11 à 85.

craindre l'hémorrhagie ; ils pratiquaient donc l'abstention, mais leur abstention n'était qu'un aveu d'impuissance.

La deuxième phase commence au XVIe siècle lorsqu'Ambroise Paré, chirurgien des armées royales, eut substitué la ligature des artères à la cautérisation au fer rouge. C'est la *période intermédiaire, la période d'amputation systématique, rationnelle.* On se mit à amputer avec rage les écrasements et d'une façon générale tous les grands traumatismes des membres. On le fit d'autant plus qu'avec l'emploi de machines de guerre devenues plus meurtrières, on se trouvait plus souvent en présence de ces grands fracas osseux et musculaires. Le mot d'ordre fut donc désormais d'amputer et c'est ce qu'on fit pendant les guerres de Louis XIV et de Louis XV.

Certes, les résultats étaient loin d'être brillants, car l'infection régnait en maîtresse dans les hôpitaux. Un certain nombre d'opérés mouraient de choc aussitôt après l'intervention, d'autres étaient emportés plus tard par une septicémie mais, malgré tout, les résultats étaient encore assez nettement supérieurs à ceux de la conservation pour que beaucoup de chirurgiens de cette époque fissent l'amputation précoce, non seulement dans les broiements des membres mais aussi dans les fractures compliquées un peu graves surtout lorsqu'une articulation avait été ouverte. En ce temps, l'extrême fréquence des complications septiques des plaies contuses créait à l'amputation des indications très étendues.

Cependant, à la fin du XVIIIe siècle, Bilguer (1), chirurgien prussien, effrayé par la mortalité opératoire de la guerre de Sept ans, s'élevait contre l'amputation. Sa technique se rapprochait assez de celle dont Reclus devait être le fervent apôtre. Il se bornait à émonder les anfractuosités de la plaie, la pansait avec de la charpie imbibée de myrrhe

---

(1) Bilguer. De membrorum amputatione rarissime administranda aut quasi abroganda. Halae, 1761. Traduction Tissot (de Lausanne), 1765.

et appliquait un bandage compressif qu'il arrosait d'esprit de vin.

Léveillé (1), chirurgien militaire français, suivit son exemple, mais Larrey (2) vint et sous sa direction, on continua pendant les guerres de l'Empire à amputer systématiquement. Pour lui, l'hésitation n'est jamais permise. L'intervention hâtive s'impose presque toujours et bien plus c'est elle qui peut prévenir les désastres chirurgicaux. Percy, Bégin, Baudens se rangent sous son drapeau et c'est ainsi que Lannes est amputé à Essling, Moreau à Dresde.

Mais après Larrey, la réaction se fit contre les abus de l'amputation. Dupuytren et Denonvilliers pensent que les dangers que peut courir le blessé après une amputation sont énormes et que abandonné aux effets de la nature, il court peut-être moins de risques.

Malgaigne (3), disciple et admirateur de Larrey, pratiquait dans sa jeunesse l'intervention immédiate. Parti pour la Pologne comme chirurgien d'armée, il obtint une statistique effrayante pour ses amputés d'urgence. A son retour à Paris, il se déclara nettement conservateur. Velpeau déclare à la tribune de l'Académie de médecine: « Plus je vieillis, moins j'ampute. J'amputais plus en 1830 qu'en 1848 et en juin moins qu'en février dernier. » Alquié (4) en 1850, fait paraître un mémoire sur la conservation et en 1860, l'Académie royale de Belgique retentit de grandes discussions sur ce problème.

A côté de ses détracteurs, l'intervention conserve ses dé-

---

(1) Léveillé. Mémoire sur la nécessité de ne pas toujours amputer sur-le-champ dans les cas où le membre est emporté par un boulet et sur le traitement le plus conservateur en cette circonstance, 1803. — On retrouvera dans la thèse de Lobstein (Paris 1889-1890) l'histoire de quelques blessés de Marengo traités avec succès par la conservation.

(2) Larrey. Mémoires de chirurgie militaire et campagnes. *Clinique chirurgicale,* 1828.

(3) Malgaigne. *Arch. générales de Médecine,* 1842, t. XIII et XIV.

(4) Alquié. Mémoire sur la chirurgie conservatrice et le moyen de restreindre l'utilité des opérations. Montpellier, 1850.

Hamet.   3

fenseurs comme Chassaignac et Verneuil. Verneuil, qui doit devenir plus tard conservateur, se demande si l'expectation n'est pas souvent une pratique funeste et il conclut: « J'ai vu mourir plus ou moins tardivement tous les malades dans ces conditions, chez lesquels la guérison avait été confiée aux soins de la nature. »

1870 donne à la chirurgie française le triste privilège de comparer entre eux les divers procédés. Ce fut du reste l'occasion de plusieurs mémoires (Tillaux, Panas, Mac Cornac, Lande et Demons, etc.) et sur le nombre beaucoup se montrent peu satisfaits des résultats de l'intervention.

C'est alors que Verneuil, faisant table rase de ses opinions de jeunesse, déclare: « On ne saurait trop le proclamer. Dans la plus large partie du domaine chirurgical, le règne des opérateurs, des purs opérateurs est fini ou près de finir. Le chirurgien ne doit plus être qu'un médecin armé quand il le faut mais le moins souvent possible. Pour lui, le plus beau titre de gloire est d'être conservateur.» (1).

Ainsi qu'on le voit, le XIXe siècle représente, au point de vue chirurgie des écrasements de membres, une *période d'anarchie*. On ne sait au juste de quel côté se prononcer.

Conserver, c'est s'exposer à une mortalité effrayante, car l'infection guette ces plaies anfractueuses et souillées. L'abstention est une sorte de jeu de hasard où les chirurgiens se résignent à laisser tourner les choses bien ou mal selon les circonstances qu'ils sont impuissants à diriger.

Opérer d'autre part c'est aller au devant de résultats presque aussi désastreux. Malgaigne donne (2) 64 pour cent de mortalité chez les amputés, Trélat 55 pour cent, les plus heureux 25 pour cent. De même en chirurgie de guerre où Billroth note 60 pour cent de décès pour la cuisse, 25 pour le bras et la jambe.

Cette énorme léthalité tient à deux causes: et d'abord à

(1) Verneuil. *Gazette des Hôpitaux*, 1878, p. 282.
(2) D'après Deldalle. De la conduite à tenir dans les écrasements des membres. Thèses de Lille, 1900-1901.

ce que les chirurgiens opèrent en plein choc et surtout à
ce que l'infection règne en maîtresse dans les hôpitaux...

Tout suppurait, dit Farabœuf (1), nos instruments explo-
rateurs, nos doigts même, à peine sortis de foyers infects,
s'en allaient innocemment contaminer les surfaces cruentées
et vierges. Nous portions inconsciemment le mal d'un blessé
à l'autre : nous en étions le véhicule. »

Telle était la situation avant l'ère antiseptique. L'amputation était dangereuse, la conservation l'était encore plus
peut-être. Comme les nautonniers d'Ulysse pris entre Cha-
rybde et Scylla, les chirurgiens se trouvaient hésitants.

C'est alors, vers 1880, que commence *la troisième phase,
la période contemporaine caractérisée par la conservation
systématique sous le couvert de l'antisepsie*; c'est alors en
effet que parurent les remarquables travaux de Pasteur et
les applications qui s'ensuivirent dans le domaine chirurgical : l'antisepsie et l'asepsie réalisées par le pansement de
Lister et l'enveloppement ouaté de Guérin. C'est alors aussi
que parurent les travaux d'Ollier sur le pouvoir ostéo-
génique de périoste, travaux qui devaient retentir puissam-
ment sur la chirurgie osseuse.

Cette découverte de l'antisepsie vint donner une vigoureuse
impulsion aux idées conservatrices comme celle de la ligature des vaisseaux avait poussé la chirurgie vers l'amputation. Grâce à la désinfection des plaies, un grand nombre de fractures ouvertes sans trop grande attrition des
tissus purent guérir sans amputation ; les écrasements du
pied et de la main, ne menacèrent plus la vie. Pour tous
ces traumatismes, la conservation se substitua peu à peu
à l'amputation d'emblée par une évolution naturelle née de
la constatation des résultats journaliers. L'amputation perdit
du terrain.

Mais il semblait encore (2) que dans les broiements et

(1) Farabœuf. Précis de Médecine opératoire, p. 1-2.
(2) Bégouin. *Journal de Médecine de Bordeaux*, 12 janvier 1908.

les écrasements tels qu'en font les roues de wagons ou de tramways, dans lesquels les parties molles, réduites en une bouillie sanglante souillée de terre et de débris et où le squelette est fracassé, il semblait que l'amputation primitive eut conservé son indication. Verneuil et Trélat (1) n'avaient parlé de conservation que pour les écrasements de mains, mais plus radical en qualité de plus jeune, Reclus généralisa la méthode et vint dans des déclarations répétées proscrire « absolument et sans exception » l'amputation dans les écrasements de membres. En 1895, au neuvième congrès des chirurgiens français, il prononce ces mots restés célèbres: « Plus d'amputations traumatiques! » Telle est la doctrine « révolutionnaire à force d'être conservatrice » qu'il soutient avec beaucoup d'éloquence et persuasion. « Au lieu de couper le membre écrasé, j'embaume le foyer dans des substances antiseptiques et j'attends que la nature sépare elle-même le mort du vif. C'est elle qui fait tous les frais de l'intervention chirurgicale à part un trait de scie sur les os à hauteur convenable.» A l'appui de ses commandements, il cite sept observations concluantes qui à elles seules lui suffisent pour devenir absolu dans sa thérapeutique et pour s'ériger en apôtre intransigeant de la méthode. En vain, Moulonguet (d'Amiens), cite un échec de la conservation. « Mon blessé est mort, dit-il, et il aurait certainement guéri si je l'avais amputé. » La méthode est exposée avec tant de talent par son auteur qu'elle impressionne: elle entraîne la conviction.

Elle est acceptée d'abord avec enthousiasme dans son intégrité. Plusieurs mémoires signés par les élèves de Reclus sont publiés et la technique conservatrice élevée à la hauteur d'un principe à peu près inébranlable. Séduits par la simplicité de son principe, par son absolutisme, de tous côtés, les chirurgiens « embaument » essayant loya-

---

(1) Trélat. Clinique chirurgicale, tome 1. De la nature et de la valeur des progrès récents dans les amputations des membres.

lement la nouvelle méthode qui doit tuer moins d'écrasés que l'ancienne et conserver des membres que cette dernière sacrifie d'emblée. Cette tendance de la conservation à outrance se retrouve dans les traités classiques: (Chirurgie d'urgence. Lejars 1900), dans les thèses: (Charrier: Les grands traumatismes des membres; , 1905. (Masini. Des indications opératoires dans les grands écrasements du membre inférieur. Paris, 1906).

Elle reçoit sa consécration officielle au Congrès de chirurgie de 1905, où la question a les honneurs de l'ordre du jour. Elle est l'objet d'un grand rapport de Nimier. Le professeur au Val de Grâce se perd en savantes dissertations générales sur les lésions des divers systèmes composant le membre et sur les procédés de restauration fonctionnelle, mais il laisse précisément dans l'ombre l'étude de l'écrasement des membres qui faisait l'objet même du rapport.

Dans la discussion, presque tous ceux qui prennent la parole (Le Dentu, Kirmisson, Bœckel, Reboul), viennent prôner la méthode de Reclus. Tout le monde expose les merveilles de l'embaumement, cite des résultats surprenants et se déclare ultra-conservateur. A première vue, l'on pourrait croire qu'en 1905, après dix années d'expérience, la formule absolue de M. Reclus de la conservation toujours et quand même est acceptée par tous les chirurgiens mais en allant au fond des choses, l'on voit qu'il n'y a dans cette unanimité qu'une apparence qui naît en partie d'une *confusion des termes*.

En effet, beaucoup de chirurgiens comprennent mal le sens du terme écrasement et ils comptent, comme succès de la conservation des applications de cette méthode à des traumatismes relativement bénins, tels que fractures ouvertes, plaies par armes à feu, qui ne répondent point du tout à l'écrasement. Evidemment, en pareil cas, tout le monde est conservateur à outrance, tant qu'il ne s'agit que de fractures comminutives graves ou d'écrasements de mains, d'avant-pieds. D'autre part, quand il s'agit d'écrasements vrais, les uns avec Reclus se déclarent encore conservateurs, d'autres — et c'est ce qui trompe une foule de lecteurs — se déclarent conservateurs à outrance qui cependant amputent en de pareilles circonstances. C'est le cas de P. Delbet (1), qui déclare que « la section complète de tous les vaisseaux importants du membre accompagnée de la dilacération des nerfs et de fractures est une indication d'amputation primitive. »

C'est aussi le cas de Morestin qui écrit: « La conservation a aussi ses erreurs, ses échecs, ses dangers. Quand on m'apporte un sujet dont la jambe est complètement broyée, dont le tibia et le péroné sont fracassés, les artères et les nerfs abîmés, les muscles en bouillie, j'ampute sans hésitation aucune et immédiatement, persuadé de rendre service au malade en pratiquant tout de suite ce qu'il faudrait faire un peu plus tard, en lui épargnant souffrance et suppuration ou même la mort, tout simplement. Dans ces écrasements de la jambe par tramway, camions, wagons, proscrire les amputations, c'est, à mon sens, donner un conseil qui, pris à la lettre, peut avoir les conséquences les plus funestes. »

C'est que déjà à ce moment, après de loyaux essais d'embaumement, quelques chirurgiens s'aperçoivent que les résultats ne répondent point aux espérances. Tandis que l'immense majorité suit Reclus, quelques-uns refusent d'accepter ses vues dans leur intégrité. Ils découvrent des *contre-indications*. La méthode devient l'objet de rélicences, le dogme se relâche.

Sur ces entrefaites, en 1907, Imbert rompt nettement visière par l'important mémoire qu'il publie dans la « Revue de chirurgie» (2), il y relate sa statistique intégrale des écrasement traités dans son service pendant un an et demi. Sur douze blessés de ce genre, il a d'abord cherché à conserver en appliquant la technique de Reclus, mais de-

(1) Congrès de chirurgie 1905, p. 185-186.
(2) Imbert. *Revue de chirurgie*, février 1907.

vant la marche progressive des phénomènes infectieux, il a
dû amputer dans onze cas, quatre sont morts sans que chez
aucun d'eux l'amputation ait été responsable de la termi-
naison fatale. Et il arrive à une conclusion qui est bien
près d'être l'opposé de celle de Reclus, « conserver est le
rêve, amputer est la réalité. » Ce mémoire ne paraît pas avoir
soulevé de protestations bien vives, ce qui semble indiquer
qu'il ne heurte pas de convictions bien solides.

L'année suivante, Bégouin (1), fait entendre à son tour
une note aussi pessimiste. Il relate, dans un article du « *Jôur-
nal de Médecine de Bordeaux* », les observations de 3 écrasés qu'il a essayé de soigner par l'embaumement et « à
ses trois malades, conclut-il, la conservation n'a rien évité,
ni l'amputation ni la mort. ».

A partir de ce moment, la conservation se met à perdre
nettement du terrain. On s'en rend compte en lisant la thèse
d'Antoine (Lille 1907-1908), l'article de Piet, (Journal des
Sciences Médicales de Lille, 24 avril 1909), la dernière édition de Lejars (1909), où les auteurs cherchent à préciser les
indications de l'amputation dans les écrasements. On s'en
rend encore mieux compte quand on lit l'aveu suivant de
Reclus, lui-même (2). « Certes je suis loin de renier cette
belle pratique et de l'abandonner juste au moment où après
bien des luttes, j'ai convaincu nombre de mes collègues et
où en définitive, la doctrine triomphe. Mais je dois convenir
qu'il ne faut pas la pousser à l'extrême; comme toute doctrine clinique, elle comporte nombre d'exceptions que l'usage
révèle peu à peu. »

Ainsi, le traitement des écrasements des membres, qu'on
aurait pu croire nettement tranché après les déclarations
catégoriques de Reclus, n'est pas encore résolu à l'heure
actuelle. Voilà pourquoi, nous nous sommes proposé d'ap-
porter à cette question si importante, la contribution de nos

(1) Bégouin. *Journal de Médecine de Bordeaux*, 12 janvier 1908.
(2) Reclus. *Journal des Praticiens*, 17 octobre 1908.

observations et de nos réflexions. Si, en cette matière comme en bien d'autres, il est difficile de formuler des règles absolues, il est peut-être possible de tracer quelques règles générales qui puissent servir de ligne de conduite au praticien.

ÉTIOLOGIE, ANATOMIE PATHOLOGIQUE
ET ÉVOLUTION CLINIQUE DES ÉCRASEMENTS

Si l'on recherche dans les traités de pathologie externe et de chirurgie une étude sur les écrasements des membres, on est étonné de ne trouver nulle part un chapitre spécial sur un accident relativement aussi fréquent. C'est tout au plus si l'on trouve quelques notes dispersées dans une foule d'articles, notes qui ne peuvent guère servir le médecin mis à l'improviste en face de cas semblables. Aussi devant ce silence des traités classiques, il nous semble nécessaire avant d'entreprendre l'étude du traitement des écrasés de tracer au préalable l'étiologie, la symptomatologie et l'évolution clinique de cette affection. La chose a son importance, car c'est la connaissance exacte des divers dangers que court le blessé, qui permet au chirurgien de retirer de sages indications thérapeutiques.

Étiologie

Les écrasements des membres sont des *accidents relativement assez fréquents*. Il entre chaque année à l'hôpital St-

André, six ou sept blessés atteints de traumatismes de ce genre.

Ce sont les *hommes*, les *adultes surtout*, qui par leur rôle social sont le plus exposés à subir cette mutilation. Parmi eux, les plus particulièrement éprouvés sont les ouvriers des chemins de fer, les charretiers, les mécaniciens, les carriers et aussi tous les voyageurs naturellement susceptibles d'être victimes d'un accident de tramway ou de train. En temps de guerre, ce sont les militaires qui fournissent le plus grand nombre de mutilés.

L'analyse de nos observations nous donne au point de vue étiologique les renseignements suivants. Sur 36 écrasements de membres, 15 sont produits par roue de wagon, 11 par roue de tramway, 6 par roue de charrette lourdement chargée, 2 par engrenage industriel, 2 par chute d'objet très lourd. En additionnant ces chiffres à ceux donnés par Reclus et par Charrier, Masini, Antoine dans leurs thèses, on obtient la statistique suivante:

Ecrasements par roue de wagon	39
Ecrasements par roue de tramway	34
Ecrasements par camion, tombereau, charrette, wagonnet.	19
Ecrasements par engrenage industriel	10
Ecrasements par chute d'objet très lourd	3
Ecrasements par éboulement	1
Ecrasements par coup de feu à bout portant	0
Total	106

Ainsi qu'on le voit, *roues de wagon, roues de tramway, charrette lourdement chargée, engrenage de machine, telles sont les quatre causes qui résument à peu près toute l'étiologie des écrasements de membres.* Une mention particulière, mais plus rare doit être faite à l'éboulement et à la chute d'un objet très lourd ainsi qu'aux accidents produits par armes à feu tirées à bout portant. Il faut signaler aussi le rôle important des éclats d'obus en temps de guerre. Quant aux voitures de place, aux charrettes non chargées, aux automobiles, elles produisent la plupart du temps des fractures qui pourront être comminutives et ouvertes, mais qui ne réaliseront presque jamais l'écrasement.

Anatomie pathologique

Fracture comminutive ouverte, attrition très prononcée des parties molles, dilacération et décollement de la peau, le tout causé par une compression directe et violente, tels sont les caractères essentiels de l'écrasement. Cette définition contient en raccourci l'anatomie pathologique de ces traumatismes.

Si l'on examine, plan à plan, les divers systèmes qui composent le membre, on voit tout d'abord que *la peau présente deux sortes de lésions : elle est déchirée, dilacérée et fortement contuse*, ce qui ouvre la porte aux agents infectieux, aux souillures extérieures et ce qui favorise souvent l'apparition ultérieure du sphacèle. *Elle est d'autre part décollée*. Il n'est pas rare que toute une manchette plus ou moins irrégulière soit ainsi détachée et soulevée des tissus sous-jacents. Or cette lésion constitue un grave danger. C'est en effet au foyer de fracture et dans ces clapiers sous-cutanés et musculaires, dans ces culs-de-sac où stagnent les liquides que les phénomènes infectieux graves prennent leur point de départ. Aussi n'est-il pas rare, lorsque la gangrène survient, de constater dès le début de la crépitation dans ces culs-de-sac.

Dans certains cas, assez rares d'ailleurs, la plaie cutanée peut être minime coïncidant néanmoins avec un foyer d'attrition considérable et des infiltrations sanguines remontant très haut. Ce sont les cas où les tissus contus offrent à la palpation ce caractère particulier de mollesse et donnent la sensation de fuir sous les doigts.

Sous le fourreau cutané, les parties molles se présentent sous l'aspect d'un magma lie de vin, ressemblant à la pulpe de la rate. *Les lésions de ces masses musculaires sont doubles : elles sont violemment contuses et meurtries,* en état de stupeur locale, ce qui les prédispose au sphacèle, *elles se trouvent en outre comme disséquées.* Les groupes de muscles aux insertions communes forment des décollements pouvant remonter très haut et faire hernie par la plaie. Ils déterminent la formation de clapiers intermusculaires très dangereux parce qu'ils donnent asile aux microorganismes les plus gravement offensifs: ceux de la septicémie gangréneuse, du tétanos, de la septicémie ordinaire. Plus ou moins à l'abri des injections et des lavages, ils constituent de véritables lieux clos où s'exalte à merveille la virulence des agents microbiens.

Si on passe à l'examen du squelette, le diagnostic des lésions s'impose à première vue. Le membre est ordinairement ballant et d'une mobilité si prononcée qu'aucun doute ne saurait subsister. On aperçoit au fond de la brèche, les os brisés, broyés en fragments irréguliers. C'est une *fracture comminutive ouverte,* dite en sac de noix, et ce foyer de fracture crée un foyer d'infection redoutable en raison de sa profondeur.

Les articulations peuvent être ouvertes, il ne semble pas d'ailleurs que ces lésions articulaires, si redoutées autrefois, aggravent sensiblement le pronostic de ces écrasements déjà suffisamment sombre par lui-même.

L'état des vaisseaux et des nerfs a une grande importance. Parfois à la suite de l'accident, se produit une forte hémorragie; ce n'est pas le cas ordinaire; le plus souvent l'hémorragie est peu abondante, car le traumatisme a pris soin de poser des ligatures artificielles. Les tuniques vasculaires ont été broyées et ont obturé la lumière du vaisseau tout comme elles l'obturent dans une ligature au catgut. Ces lésions sont grosses de conséquences suivant qu'elles atteignent des vaisseaux importants ou non du membre. Si les gros vaisseaux sont écrasés, le segment sous-jacent reste exsangue et froid ; ce n'est plus qu'un cadavre local menacé par la gangrène. Si au contraire, le paquet vasculo-nerveux est épargné, le membre conserve sa chaleur et peut vraisemblablement continuer à vivre.

Il en est de même pour les nerfs. S'ils sont broyés ou déchirés, le segment sous-jacent au traumatisme reste insensible aux excitations extérieures et ne réagit plus aux piqûres.

Telles sont les lésions que l'on trouve dans le broiement des membres mais l'on conçoit facilement que le degré de ces lésions puisse varier suivant les conditions de l'écrasement et suivant surtout le poids et la force vive de l'agent traumatisant. On peut à notre avis différencier *trois types d'écrasements.*

Dans un premier type, la peau est dilacérée et décollée, les muscles fortement contus, le squelette fracassé mais le paquet vasculo-nerveux est épargné. Il en résulte que le segment sous-jacent au traumatisme, reste chaud et sensible, autrement dit qu'il conserve sa vitalité. C'est là un écrasement incomplet, un écrasement *type fracture comminutive ouverte avec contusion des parties molles ;* c'est en somme un *cas intermédiaire* entre la fracture ouverte grave et le grand écrasement et il est assez difficile de définir où finit l'un et où commence l'autre.

Dans un deuxième type, le broiement est complet, l'écrasement est total. Ici, outre les lésions précédentes, on a *en plus les écrasements des vaisseaux et des nerfs ; mais le segment sous-jacent subsiste.*

Comme conséquence, ce segment sous-jacent est froid et insensible et ne présente plus de pouls artériel. C'est un cadavre local, sans aucun espoir possible de vitalité ultérieure. Il est perdu : aucun doute ne peut subsister sur ce point. Ce diagnostic n'est pas toujours évident, il faut parfois laisser quelques heures s'écouler avant qu'il puisse être précisé.

Enfin, *dans un troisième type*, le traumatisme peut avoir été si violent qu'un segment plus ou moins étendu se trouve complètement séparé de la partie sous-jacente du membre ou ne lui tient plus que par quelques débris musculaires et tendineux qu'un simple coup de ciseaux suffit à faire disparaître. *Le traumatisme a littéralement amputé le membre par écrasement.* Ce sont surtout les accidents de chemin de fer qui réalisent ce type. Le blessé arrive avec un moignon d'où émergent quelques fragments osseux, quelques nerfs, quelques tendons étirés, retenant encore le membre lorsque celui-ci n'est pas resté sur la voie ferrée.

D'aucuns s'inspirant de la thèse de Lobstein (1) ont proposé pour ce genre de traumatismes le terme d'amputation spontanée. Il nous semble prêter à confusion. Il serait préférable de le réserver aux chutes spontanées des membres ou de doigts qui se produisent dans le aïnhum des pays chauds, dans le diabète, dans les amputations congénitales par brides amniotiques. Il serait plus conforme à l'étiologie de donner au genre de broiement dont nous parlons, le terme *d'amputation traumatique ou accidentelle*, par opposition avec l'amputation chirurgicale.

Voilà trois types complètement différents d'écrasements. Dans le premier cas, le membre a conservé sa vitalité. Dans les deux autres cas, il est définitivement perdu. Cette classification nous semble avoir une grande importance au point de vue de la décision thérapeutique.

(1) Lobstein. Des amputations spontanées dans les traumatismes. Thèses de Paris, 1889-1890.

Évolution clinique

Dans son traité de Clinique chirurgicale, Trélat (1) partant des grands traumatismes des membres, dit que ces blessés passent par trois périodes: une première période de choc, une deuxième, longue et dangereuse, celle de l'infection, enfin une période tardive ou des séquelles.

En réalité la deuxième période, comme l'a si clairement mis au point Imbert dans son mémoire de la *Revue de Chirurgie,* peut se diviser elle-même en deux phases: l'une caractérisée par de grandes complications septiques d'ordre général ; l'autre moins grave caractérisée par l'infection locale Aussi préférons-nous diviser comme il le fait, l'évolution clinique de l'écrasement en quatre périodes.

Chacune de ces phases que nous allons maintenant plus longuement passer en revue présente des complications particulières et comporte des indications thérapeutiques fort différentes.

I. — Période immédiate ou de choc

La période immédiate est caractérisée par l'hémorragie et le choc. Nous ne parlons pas de la douleur, qui est en général peu prononcée. *L'hémorragie est inconstante.* La plupart du temps elle est minime; la contusion violente a écrasé littéralement les tuniques artérielles et réalisé automatiquement l'hémostase, comme on la réaliserait en tordant un vaisseau avec la pince de Péan. Seules quelques artérioles continuent de couler et d'ensanglanter le membre fracassé. Mais le cas, s'il est habituel, n'est pas constant. Quelquefois et moins rarement qu'on ne le dit, le blessé ar-

(1) Trélat. *Clinique chirurgicale,* 1891, tome 1, p. 166.

rive à l'hôpital, ayant perdu une quantité énorme de sang, ce qui aggrave singulièrement le choc. Masini dans sa thèse, sur 21 observations, cite 3 faits semblables et nous avons nous-même une proportion encore plus forte d'hémorrhagies graves survenues chez des écrasés.

Si l'hémorrhagie manque assez souvent dans le tableau clinique des premières heures, *il n'en est pas de même du choc* (1). Il suffit de regarder dans quel état arrivent à l'hôpital les victimes d'un écrasement. Ils gisent sur leurs brancards, immobiles, sidérés, respirant à peine. La figure est pâle, tirée, les lèvres décolorées. De grosses gouttes de sueur froide perlent sur leur front et les yeux enfoncés dans l'orbite ont cette indifférence du regard qui témoigne de l'abolition des fonctions cérébrales. D'autres fois, le blessé arrive très agité, très loquace. Ce type est rare; il serait une modalité du délire alcoolique.

Qu'on interroge le blessé de façon impérative! Il sort de sa torpeur et d'une voix blanche, cassée, raconte l'accident. La mémoire peut lui faire défaut, l'intelligence peut être incohérente, quelquefois le blessé retombe aussitôt dans sa prostration.

Les membres sont froids, en résolution musculaire et retombent inertes aussitôt lâchés. Il faut de fortes excitations pour provoquer quelques mouvements. La sensibilité de son côté est très émoussée au point que le blessé n'accuse souvent que peu de souffrance.

Mais *les deux éléments principaux de ce collapsus sont la dépression du pouls et l'hypothermie*. Les battements du cœur sont faibles et les pulsations filent sous le doigt, rapides ou lentes, inégales, parfois sabrées d'intermittences. L'hypothermie est facile à constater; la simple palpitation des téguments la révèle et le thermomètre montre, quoique de façon inconstante, une chute d'un demi-degré, d'un degré même sur la température normale.

---

(1) Nous préférons franciser le mot choc en raison de sa similitude avec le mot anglais employé pour la première fois par Hunter.

C'est donc une *dépression brusque et intense de toutes les fonctions de l'organisme* que l'on trouve chez ces écrasés et c'est cet état que l'on désigne sous le nom de choc. Devant lui, la plaie passe d'emblée au second plan. Le collapsus prend la place prépondérante et représente pour ainsi dire seul à ce moment l'indication vitale.

Qu'est-ce que le choc au point de vue étiologique (1)? C'est un état fort complexe dans la production duquel entrent en jeu plusieurs facteurs. *La douleur et l'ébranlement physique* ont une action incontestable, principale même sans doute. Goltz amenait la syncope chez la grenouille en percutant l'abdomen avec un manche de bistouri. Une excitation périphérique violente peut amener même résultat. C'est ce qu'ont prouvé Galeazzi en produisant expérimentalement l'écrasement des membres et Richet, Reynier en dilacérant le sciatique d'animaux.

L'hémorragie aussi y contribue pour sa part. Paul Bert, Crile (de Cleveland), ont montré que la perte de sang agissait comme un excitant sur le système nerveux.

L'ébranlement moral, l'influence des phénomènes psychiques ne sauraient être mis en doute, non plus et Blum va jusqu'à dire, affirmation bien exclusive, que le choc manquerait chez ceux qui au moment de l'accident seraient ivres ou endormis.

Il faut signaler aussi le rôle que peut jouer par ses toxines *l'infection naissante*. Certes, au moment où se produit le broiement, l'infection ne saurait entrer en ligne de compte pour expliquer ce collapsus mais elle y contribue dans la suite et de plus en plus à mesure qu'on s'éloigne de l'heure de l'accident. C'est pourquoi chez certains écrasés, on ne saurait trouver de démarcation, d'espace libre entre la période de choc et d'infection. L'une se fond dans l'autre.

Par quel mécanisme agissent ces différents facteurs? La

---

(1) Piéchaud. Que doit-on entendre par l'expression de choc traumatique ? Thèse d'agrégation. 1880. — Feyzeau. Les shocks nerveux et traumatiques et leurs rapports avec le shock chirurgical. Thèses de Paris, 1903-04.

pathogénie du choc est ténébreuse (1). Dire avec Gross et Fourneau-Jordan que le système nerveux est stupéfié et cesse d'agir c'est donner une explication bien simpliste. Penser avec Fischer que c'est l'inhibition réflexe des vaso-moteurs qui produit le choc c'est aller contre les résultats récents de la physiologie. Dans l'état actuel de nos connaissances, le choc semble devoir être expliqué par une inhibition du métabolisme nutritif (Roger). L'état du sang veineux est un puissant argument. Malgré la vaso-constriction évidente, il est rouge et pauvre en acide carbonique, ce qui indique que les échanges nutritifs ne se sont pas produits au niveau des capillaires. L'étude chimique des produits de déchet est une autre preuve. L'air expiré contient moins d'acide carbonique et les urines moins d'azote. Tout prouve donc qu'il y a ralentissement marqué de la nutrition ce qui explique que les animaux choqués soient réfractaires au poison et à l'infection. (Galeazzi, Roger). Le choc serait donc produit par une diminution notable et plus ou moins persistante des échanges, réalisant une sorte d'auto-intoxication. Mais par quel mécanisme se produit cet arrêt même de la nutrition? Il semble que la théorie de Roger ne fasse que reculer ce mystérieux problème.

Quoiqu'il en soit, le choc apparaît nettement comme la dominante de cette première période mais son intensité varie suivant le poids et la force vive de l'agent traumatisant, suivant la région ou le membre atteints, suivant l'état constitutionnel du blessé. Parfois, il reste assez léger et se dissipe en quelques heures; parfois au contraire, il est très grave et peut se prolonger au point de se laisser regagner par l'infection, au point de se fondre avec elle et de ne plus laisser d'intervalle libre entre les deux états; parfois aussi, il peut aller jusqu'à la mort rapide. Les notes suivantes en font foi.

(1) Le Dentu-Delbet. Traité de chirurgie, t. 1, p. 147.

Le Dr Loubat nous a déclaré avoir reçu, étant interne de garde à St-André, en 1908, un écrasé par roue de wagon qui succomba dix minutes après son arrivée, avant qu'aucune intervention ait été tentée.

M. le professeur agrégé Bégouin nous a cité le cas semblable d'un écrasé mourant sur le brancard même, à son arrivée à l'hôpital. Il se rappelle aussi le cas d'un blessé de ce genre succombant sur la table d'opération, avant que le Dr Oui, chef interne, eut pratiqué la moindre intervention. Il nous a en outre communiqué l'observation suivante :

OBSERVATION I

(d'après les notes de M. le professeur agrégé Bégouin)

Écrasement des deux membres inférieurs par roue de wagon. Mort de choc.

Le 6 septembre 1896, S... Alexandre, 50 ans, maçon à Audenge, étant ivre, a dû se coucher sur la voie ferrée. Le train passe à 11 heures du soir. Le lendemain matin à 6 heures on trouve l'homme ensanglanté et les deux membres inférieurs broyés. On le dirige sur Bordeaux. Il arrive à l'hôpital St-André salle 10 bis, à 7 heures et demie.

L'hémorragie est abondante car toutes les couvertures sont tachées de sang. Il meurt de collapsus une demi-heure plus tard.

Le choc à lui seul peut donc tuer. Voilà la conclusion qui doit se dégager de ces faits.

II. — Période primitive ou des grandes complications septiques.

Lorsque se sont peu à peu dissipés les phénomènes de choc qui dominaient la scène pendant les premières heures après l'accident, la vie du blessé ne doit pas encore être considérée comme hors de danger. Au contraire, c'est alors que va commencer pour lui, la période redoutable des grandes complications septiques; c'est pendant cette phase qui peut durer une quinzaine de jours, qu'il sera menacé par la septicémie et parfois par d'autres dangers encore plus graves: gangrène gazeuse, tétanos, gangrène simple.

Pourtant l'assaut des phénomènes infectieux ne se produit pas immédiatement. *Il existe de façon constante* — et c'est un fait qui nous semble d'une importance capitale — un temps de répit, *une sorte d'« espace libre » entre les dernières manifestations du choc et l'invasion des processus septiques.* L'ébranlement provoqué à l'organisme par les différents facteurs du traumatisme accidentel a cessé mais l'introduction dans le sang des toxines sécrétées par les microbes pyogènes ne s'est pas encore révélée.

Qu'on examine le blessé à ce moment; la face a perdu la pâleur de la veille, les yeux ne sont plus fixes et s'intéressent à l'entourage. Interrogé le blessé répond faiblement; il fait des gestes, raconte les circonstances de l'accident, relate ses antécédents et s'inquiète sur l'avenir du membre broyé.

Le pouls qui hier battait vite et misérable est revenu à son ampleur normale. Le corps s'est réchauffé comme l'atteste le thermomètre. A ce moment, le blessé éprouve une sensation de bien-être général; c'est tout au plus s'il souffre un peu de la région traumatisée. Les tracés de température et de pouls enregistrent ce répit et montrent que cet espace libre dont nous parlons n'est pas une simple vue de l'esprit. Qu'on consulte en effet les graphiques suivants absolument typiques et l'on verra que le lendemain de l'accident, le soir même parfois, le pouls et la température reviennent à la normale, qu'ils s'y maintiennent une demi-journée, un jour avant l'ascension brusque et simultanée qui traduit l'apparition de l'infection.

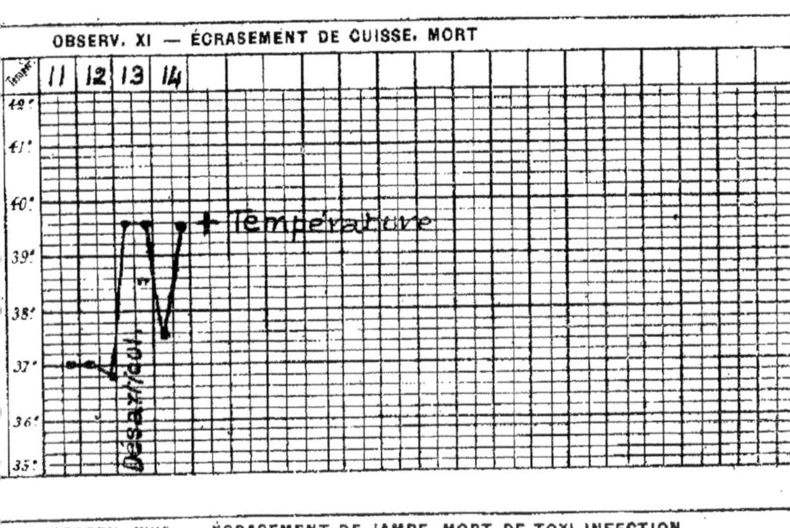

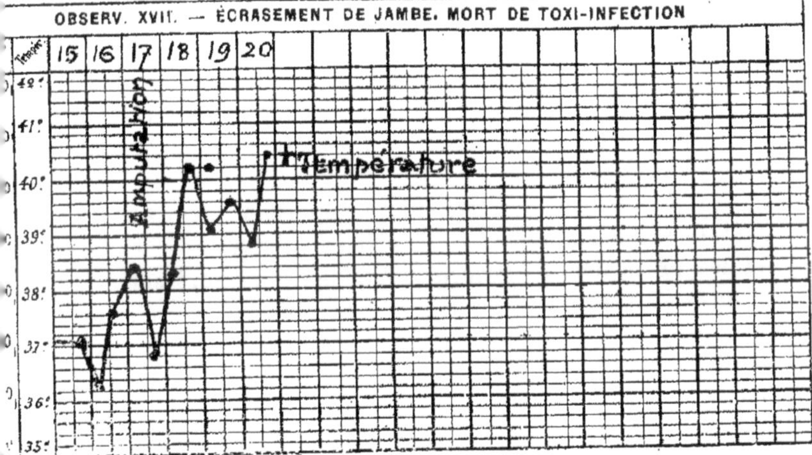

Courbes typiques de la température et du pouls dans les écrasements
de membres.

Malheureusement, cet espace libre n'est pas de règle absolue. Il arrive assez fréquemment, soit que le choc se pro-
longe outre mesure, soit que l'apparition de la septicé-

mie soit foudroyante, il arrive que les phénomènes de choc soient regagnés par les phénomènes infectieux et qu'ils se fondent à eux supprimant ainsi l'espace libre en question.

Quoiqu'il en soit, lorsqu'il existe, ce qui est le cas ordinaire, cet intervalle de répit a une importance essentielle; il constitue pour le chirurgien, l'« heure chirurgicale ».

Mais l'infection couve et son temps d'incubation est d'ordinaire bien court. Si parfaits en effet qu'aient été les soins d'antisepsie apportés au membre écrasé, on comprend facilement en présence de pareils délabrements cutanés, musculaires et osseux qu'ils ne puissent réussir à chasser complètement les germes infectieux introduits dans la plaie. Les tissus résistent plus ou moins à l'infection mais celle-ci est pour ainsi dire inévitable.

Elle apparaît ordinairement 48 heures après l'accident, quelquefois 30 heures, quelquefois aussi 60.

A ce moment, la plupart des écrasés commencent à s'agiter; ils sont mal en train, ils n'ont pu dormir, ils souffrent de la tête, ils se plaignent de leur plaie. *Le pouls est devenu rapide*, la peau est chaude et *le thermomètre est monté brusquement à 38 ou au delà.*

C'est la septicémie, c'est-à-dire l'empoisonnement du sang par les toxines microbéennes sécrétées au niveau de la plaie; et les phénomènes auxquels on va assister représentent la lutte de l'organisme contre ces poisons solubles. Le lendemain, on apprend que le blessé n'a pu dormir. La température et le pouls ont encore monté, la face prend une teinte un peu terreuse, les traits se tirent donnant une expression énervée à la physionomie. Les urines sont rares et déposent abondamment. On dépanse le blessé; la plaie est terne, atone mais pas de traces de gangrène gazeuse, de phlegmon diffus ou de lymphangite. Le blessé est surtout un intoxiqué.

Si la nature doit reprendre le dessus, au bout de quelques jours, la fièvre et le pouls retombent vers la normale, les urines deviennent plus abondantes; le péril est passé. Mais si les symptômes se prolongent, on assiste à un véritable état typhique; la température reste élevée avec grandes oscillations, le pouls dont l'étude est ici cliniquement prédominante devient rapide et filant, le facies de plus en plus terreux, jaunâtre et la langue se sèche. Le blessé ne se plaint guère que de céphalalgie, il est indifférent, parfois euphorique, parfois plongé dans un délire monotone. Il ne sort de sa torpeur que sur une question impérative. La dyspnée s'accuse, le pouls devient incomptable et le blessé meurt dans le collapsus au bout d'un temps allant de 3 à 15 jours.

A côté de cette septicémie qui est à peu près fatale dans l'évolution de l'écrasement, d'autres complications infectieuses peuvent surgir, encore plus redoutables si elles sont accidentelles:

La *gangrène gazeuse* est aujourd'hui beaucoup plus rare depuis l'antisepsie mais elle reste encore une complication relativement fréquente. Malgré toutes ses précautions et en dépit de l'eau oxygénée, Imbert l'a observée deux fois chez ses écrasés; l'un a guéri après amputation, mais le diagnostic était demeuré douteux, le second au contraire a succombé avec phénomènes généraux à marche ultra-rapide. Charrier insiste de même sur la fréquence de cette complication puisque sur 37 observations d'écrasés, il la relève 15 fois avec 8 morts. C'est donc en raison de sa fréquence et souvent de l'insuccès du traitement chirurgical la complication redoutable et menaçante par excellence.

Nous nous demandons cependant si tous les cas signalés comme tels sont bien des cas de septicémie gangréneuse. Il nous semble certes difficile de confondre l'affection avec l'emphysème traumatique ou avec l'emphysème produit par infiltration de bulles gazeuses d'eau oxygénée sous les téguments. Ici point de progression rapide, pas d'aggravation de l'état général. Mais l'on se tromperait grossièrement, dit Arloing, si l'on croyait que toute affection œdémateuse et gazeuse, est nécessairement la maladie due au vibrion de Pasteur. Le bacillus emphysematosus (Wicklein), le Bacillus perfringens (Veillon et Zuber), le bacille septique aérobie de

Legros (1) sont autant d'agents qui présentent les mêmes propriétés nécrosantes et emphysémateuses. L'affection serait donc causée par des microbes fort dissemblables que ne distingue pas un caractère sur lequel on avait insisté, l'anaérobiose. On a même signalé la présence de gaz dans certains phlegmons diffus à associations microbiennes. De fait, tous les chirurgiens ont vu des tuméfactions crépitantes qui ont guéri facilement et ceci nous explique le peu de léthalité que l'on trouve dans certaines statistiques.

Il semble donc malaisé d'établir à l'heure actuelle, par la bactériologie, le diagnostic de gangrène gazeuse mais en clinique, lorsqu'on constatera la rapidité des progrès, la tendance au sphacèle et la gravité immédiate des symptômes généraux, on pourra se dire en présence de cette affection. Le mal éclate tout à coup, d'ordinaire dans les 98 premiers jours après l'accident, dans les 2 premiers surtout. C'est par une tension douloureuse au niveau de la plaie qu'il débute souvent puis la région se tuméfie, les gaz produits insufflant les mailles du tissu cellulaire. Le membre présente alors une boursouflure blanche crépitant sous le doigt comme une boule de neige. Puis il se marbre de plaques violettés ou bronzées. Des phlyctènes soulèvent l'épiderme, elles crèvent, laissant couler une sérosité louche. Œdème, emphysème, sphacèle, voilà les trois lésions caractéristiques de l'affection. Pendant que cet emphysème gangréneux suit sa marche envahissante, les symptômes généraux s'aggravent, le pouls devient misérable, la respiration rapide, le blessé tombe dans le coma et meurt empoisonné par les toxines émanées de cette « putréfaction sur le vivant. »

La durée de la maladie est variable. D'ordinaire, elle est bien nommée foudroyante. Chez les blessés de Salleron, la mort est arrivée en moyenne de la 24me à la 30me heure, mais on cite des cas où quelques heures ont suffi. Par contre,

(1) Legros. Recherches bactériologiques sur les gangrènes gazeuses aiguës, Thèse de Paris, 1901-02.

la mort peut se faire attendre trois, quatre jours mais il ne faut admettre qu'avec réserve les cas de septicémie gangréneuse dépassant sept jours: « il s'agit souvent alors, dit Forgue (1), de phlegmons gangréneux, de gangrène avec specticémie. »

Le *tétanos*, l'ancien « mal des mâchoires », pour être moins fréquent que la gangrène gazeuse, n'est cependant pas une complication très rare. A cela, rien d'étonnant: les foyers anfractueux de l'écrasement offrent des clapiers qui facilitent la vie abritée de l'anaérobie de Nicolaïer. Le tétanos se rencontre cependant beaucoup moins **fréquemment** depuis l'application systématique et préventive du sérum anti-tétanique. C'est ainsi qu'Imbert sur 17 écrasements a eu la satisfaction de ne pas compter parmi eux un seul cas d'infection par le bacille de Nicolaïer et Charrier sur ses 37 observations n'en signale que 2 cas.

Le tétanos représente parmi les infections chirurgicales le type de la maladie par intoxication ou mieux par « intoxination. » La toxine est fabriquée par le bacille au foyer de l'écrasement et c'est de ce laboratoire microbien qu'elle diffuse dans l'organisme. Entre le moment d'absorption du poison et l'apparition des signes de l'empoisonnement s'écoule un temps variable de sorte que « lorsque le tétanos se déclare, dit Vaillard, la toxine a depuis un certain temps produit son impression sur le système nerveux. » Cette durée de l'incubation a une grande importance parce qu'elle traduit le degré de virulence de l'affection. Plus l'incubation est courte, plus le tétanos s'annonce grave.

Sans vouloir ici tracer le tableau clinique du tétanos, signalons qu'avant le trismus un bon signe du début est souvent une douleur vive s'irradiant de la plaie vers le tronc puis la constriction de la mâchoire apparaît; le blessé ne peut ouvrir la bouche et parle les dents serrées. Les contractures musculaires se généralisent, la raideur du cou immobilise la

---

(1) Forgue. Septicémiés gangréneuses. Thèse d'agrégation 1886.

tête, le rire sardonique se dessine, la raideur envahit dos et lombes et érige le corps en extension forcée. 70 fois sur 100 le blessé succombe, empoisonné par l'intoxination progressive des cellules nerveuses, des cellules bulbaires surtout.

Une autre complication assez fréquente de l'écrasement, est aussi la *gangrène par lésions vasculaires*. Cette gangrène est d'ordre mécanique et non plus infectieuse. Elle est produite par l'écrasement des tuniques vasculaires, parfois par la thrombose des vaisseaux. La compression exagérée en guise de garrot, faite parfois au moment de l'accident aiderait son apparition. A la suite de cette obstruction vasculaire, le segment sous-jacent ischémié, perd sa vitalité se dessèche et se momifie. Mais ici, à la différence des gangrènes séniles et diabétiques, il est facile de prévoir jusqu'à quel niveau remontera la momification. Elle s'arrêtera au foyer de l'écrasement.

Signalons aussi l'érysipèle comme complication possible et l'embolie graisseuse ou veineuse comme exception. Dernièrement, dans le service de M. le Professeur Demons, nous avons constaté la mort subite, 15 jours après l'accident, d'un blessé atteint de fracture ouverte de l'humérus. A l'autopsie, on trouva un long embolus dans la veine cave et quelques infarctus aux poumons.

III. — Période secondaire ou d'infection locale.

La période précédente traversée, le blessé entre alors dans la période secondaire qui est caractérisée par l'infection locale, par l'infection simple. Nous insisterons peu sur cette phase de l'évolution clinique ainsi que sur la suivante: car la conduite à tenir dans ces deux dernières périodes n'est guère discutée et ce que nous nous sommes proposé d'étudier, c'est la question toujours préoccupante du traitement des premiers jours.

On peut rencontrer à cette période tous les accidents susceptibles de se produire pendant l'évolution d'une plaie suppurée à foyer osseux: c'est-à-dire la suppuration locale plus ou moins abondante; quelquefois le sphacèle de la peau, parfois aussi la nécrose des fragments osseux d'où il peut s'ensuivre des éliminations spontanées, des sequestres adhérents qu'il faudra détacher. Cette période des complications locales peut durer longtemps, plusieurs mois parfois, jusqu'à ce qu'on arrive à la dernière période, celle de cicatrisation.

IV. — Période tardive ou de réparation.

Plusieurs mois se sont déjà écoulés depuis l'accident, la suppuration s'est peu à peu tarie laissant quelques trajets fistuleux qui se sont oblitérés à la longue. A cette période le blessé n'a plus de danger à redouter mais il n'est pas toujours complètement guéri.

Parfois, il se sert péniblement du membre traumatisé et de longues semaines lui sont encore nécessaires avant que le membre atrophié, couvert d'une peau écailleuse puisse être utilisé sans trop de fatigues et sans trop de douleurs.

D'autres fois, la fracture refuse de se consolider. On est en présence d'une pseudarthrose. Le blessé ne souffre pas de ce membre, mais si on le palpe, on n'y trouve pas de cal. On détermine du ballottement et une mobilité parfois aussi complète qu'au premier jour. Le blessé est guéri mais il ne peut se servir de son membre: il est infirme.

Dans la description qui précède, nous n'avons point mentionné la guérison pure et simple sans incidents, sans infection. A vrai dire, elle n'est guère possible dans les véritables écrasements. Evidemment, une fracture ouverte peut se cicatriser et se consolider de la sorte mais lorsque les téguments sont dilacérés et décollés que les parties molles, sont violemment contusées, les os broyés en maints fragments, il n'est pas de lavage antiseptique, si complet qu'on le suppose, il n'est point d'embaumement avec pommade polyantiseptique, qui puisse chasser et détruire les germes introduits dans la plaie; les tissus résistent plus ou moins à l'infection, mais celle-ci est la règle.

Pour nous résumer, nous pensons qu'en règle générale on doit reconnaître, dans l'évolution d'un écrasement de membre, quatre périodes successives:

1° Période immédiate ou de choc comprenant les premières heures après l'accident.

2° Période des grandes complications septiques s'étendant des premières heures aux 15 premiers jours.

3° Période secondaire ou de suppuration locale succédant à la précédente pendant un temps variable.

4° Enfin la période tardive ou de réparation.

DE LA CONDUITE A TENIR
DANS LES ÉCRASEMENTS DES MEMBRES

Quelle conduite tenir en présence d'un écrasement de membre? Il serait irrationnel de vouloir répondre à cette question par une seule formule. La chirurgie n'est pas une science mathématique et l'on doit se défier des formules trop étroites qui semblent résoudre en quelques mots les problèmes si complexes et si délicats de la clinique. Il nous semble que la conduite à tenir en pareille circonstance est tout à fait variable suivant les cas et suivant les moments. Aussi nous proposons-nous de l'étudier et pendant le choc et après la disparition du choc.

I. - PENDANT LA PÉRIODE DE CHOC

Ne pas amputer mais remonter énergiquement l'état général et désinfecter soigneusement la plaie.

Nous avons dit précédemment qu'à la période de choc la vie du blessé était menacée par deux dangers: l'un l'hémorragie, qui est assez rare; l'autre, le choc qui est au contraire un phénomène constant. Que doit faire le chirurgien en face de ces deux dangers?

Tout d'abord il doit aller au plus pressé. *L'hémorragie est la première chose dont il faille s'occuper.* Elle doit être soignée aussi rapidement que possible car si elle n'est pas habituelle, elle peut, dans certains cas être abondante et compromettre à bref délai la vie du blessé. Dans ces cas, il n'y a pas une minute à perdre: si on est sur la rue, on fait un garrot de fortune; si on est à l'hôpital on place la bande de Houzé au-dessus de l'écrasement et on pince ou lie dans la plaie tous les vaisseaux qui saignent.

L'hémorragie primitive écartée, le chirurgien n'aura plus devant lui qu'un seul ennemi: le choc. Que faire? avant tout le premier devoir du chirurgien est sinon d'oublier qu'il a un membre écrasé, du moins de n'y porter qu'un intérêt secondaire pour ne voir que le choc.

Ce n'est pas au moment où l'écrasé est en pleine dépression que l'on doit chercher à lui enlever le peu de résistance qui lui reste par un traumatisme aussi grave qu'une amputation ou une désarticulation. Et dans quel but cette mutilation? Pour supprimer un foyer futur d'infection à un moment où les accidents septicémiques graves n'étant pas imminents, la suppression du membre n'a guère d'avantages.

Car il existe dans l'acte opératoire une foule de causes déprimantes. C'est tout d'abord le *choc chirurgical*, réalisé par les sections musculaires et osseuses. Jordan et Crile ont montré par des sphygmogrammes que le pouls ample et vigoureux avant l'opération s'affaiblit et se déprime progressivement au moment de la section osseuse et Pirogoff a vu un malade non anesthésié mourir quand on a commencé à lui scier la jambe. Le *chloroforme* de son côté, est un toxique dont les inhalations vont amener du choc nerveux. L'hémolyse chloroformique est un fait physiologique (Leuret) et les graphiques d'animaux anesthésiés montrent un abaissement manifeste de la pression artérielle qui peu à peu, se rapproche de l'horizontale. Si l'on joint à ces deux causes: choc chirurgical, chloroforme, *l'hémorragie* plus ou moins grande qui accompagne l'amputation, on voit que théooriquement l'intervention doit être absolument répudiée pendant la période de choc.

Cliniquement les faits sont là pour prouver les tristes résultats de l'opération pratiquée quand même. Les exemples ne manquent point dans la littérature médicale. Il y a quelque dix à vingt ans, l'on amputait d'urgence à l'hôpital tous les malheureux écrasés; ils succombaient bientôt parce qu'on ajoutait au choc traumatique le choc opératoire. Nous publions ici quelques observations d'écrasés opérés à l'état de choc qui nous paraissent suffisamment éloquentes.

OBSERVATION II

(D'après les notes de M. le docteur L. de Boucaud)

Ecrasement de jambe par roue de wagon. — Intervention minime. — Mort de choc.

Le 5 décembre 1898, entrait à l'hôpital Saint-André un manœuvre, âgé de 45 ans, qui venait d'avoir la jambe gauche prise sous les roues d'un wagon.

L'état de choc est très prononcé, le refroidissement accentué. Localement, la jambe gauche est complètement broyée, ne tenant plus que par quelques débris musculocutanés. Aussi et sans aucune anesthésie, on supprime les quelques fibres qui retiennent encore le membre et on désinfecte largement.

Mais le blessé s'affaisse peu à peu et meurt dans la soirée.

OBSERVATION III

(D'après les notes de M. le professeur agrégé Bégouin)

Ecrasement des deux cuisses par roue de wagon. — Hémorragie. — Ligature de la fémorale. — Mort de choc.

En juillet 1896, entre à l'hôpital Saint-André un manœuvre de la gare du Midi qui vient d'avoir les deux cuisses broyées par une roue de wagon.

Il arrive absolument choqué, visage froid, pouls petit, regard fixe. Localement les deux cuisses sont écrasées mais tandis qu'à gauche, il ne paraît pas y avoir de lésions vasculaires, il y a, à droite, une hémorragie assez considérable qui paraît due à une rupture de la fémorale.

En présence d'un état aussi grave le Dr Breiffel repousse toute intervention importante; il se contente de désinfecter et lier la fémorale.

Le blessé meurt du choc quelques heures plus tard.

Dans ces deux observations, l'intervention a été bien minime puisqu'elle s'est bornée dans un cas à compléter l'amputation réalisée par le traumatisme et dans l'autre à lier la fémorale. Néanmoins les blessés ont succombé et on est en droit de penser que cette intervention insignifiante du chirurgien a contribué quelque peu à l'issue fatale. A plus forte raison, le résultat est mauvais lorsqu'il s'agit d'une opération comme l'amputation ou la désarticulation.

OBSERVATION IV (personnelle).

(Prise dans le service de M. le professeur Demons.)

Ecrasement du bras par roue de wagon. — Désarticulation interscapulo-thoracique. — Mort de choc.

En mars 1910, étant de garde à l'hôpital Saint-André, j'eus l'occasion de recevoir vers 7 heures du matin un homme d'équipe d'une quarantaine d'années. Cet homme, traversant la voie ferrée entre deux trains avait été renversé et une roue de wagon lui avait écrasé l'épaule et le bras droits.

Il arrive choqué. Il a perdu pas mal de sang, les extrémités sont froides, le pouls petit ; le blessé s'inquiète s'il va falloir l'amputer. Soins classiques: sérum antitétanique, sérum de Hayem, lavages à l'eau oxygénée. M. le professeur Demons le juge trop choqué pour pouvoir intervenir.

Le lendemain matin, le blessé est encore choqué, mais dans la crainte de complications septiques graves il se décide à l'intervention. Il fait porter le lit à la salle d'opération et on pratique la désarticulation interscapulo-thoracique.

Le blessé est trop choqué, il succombe peu après.

OBSERVATION V (personnelle).
(Prise dans le service de M. le docteur Courtin.)

Ecrasement des deux jambes par roue de wagon. — Choc profond. — Amputation double 15 heures après l'accident. — Mort de choc.

Il s'agit d'un employé de la gare du Midi qui, le 28 février 1909, à 1 heure du matin, glissa sur la voie et eut les deux membres inférieurs écrasés par un wagon. On le porte à Saint-André.

A 8 heures, à la visite de M. le docteur Courtin, le choc est énorme: les extrémités sont froides, le pouls imperceptible, la respiration superficielle, la voix entrecoupée. On constate : 1° A gauche, un broiement de la jambe au-dessous du genou tel que le segment inférieur ne tient plus que par quelques bribes de tissus.

2° A droite, une fracture de cuisse et un broiement de jambe au-dessus de la tibiotarsienne. Les téguments sont relativement conservés mais on sent au-dessous une bouillie pâteuse avec crépitation en sac de noix. Les deux jambes sont donc perdues. Aucun espoir de conservation n'est possible.

Cependant, en présence d'un état de choc aussi particulièrement grave, M. Courtin repousse toute intervention immédiate. Il se contente de désinfecter les plaies et tâche de remonter le blessé par des injections de sérum. Le pouls se relève un peu mais le choc reste très prononcé : le blessé se plaint surtout du refroidissement.

L'après-midi, à 4 heures, soit 15 heures après l'accident, l'état est à peu près stationnaire. On transporte le blessé à la salle d'opération et là, sous chloroforme, le Dr Courtin ampute la cuisse gauche, le Dr Rabère, médecin résidant, la jambe droite. Mais le blessé s'éteint dans le collapsus à la fin de l'opération bien qu'on ait cessé depuis un moment le chloroforme.

Hamet.   5

OBSERVATION VI (inédite).

(Communiquée par notre oncle le Dr Leroy, médecin des troupes coloniales)

Ecrasement de jambe par roue de wagon. — Hémorragie. — Amputation précoce. — Mort de choc.

1906. — Une après-midi, vers 2 heures, aux mines de Kopeto, en Calédonie, un relégué de 35 ans environ a dans un déraillement la jambe gauche écrasée par un wagon chargé de minerais de nickel. Il conserve sa connaissance mais l'hémorragie est abondante.

A mon arrivée, je me trouve en présence d'un homme choqué. La jambe gauche est broyée, presque amputée au-dessus du genou par le traumatisme. D'autre part l'hémorragie a continué : Toute l'épaisseur du matelas est traversée par le sang. Pansement compressif, traitement de l'état de choc.

Le lendemain matin à 7 heures, j'ampute la cuisse au tiers inférieur, opération que le blessé supporte très bien sans vouloir se la isser en dormir.

Mais il est épuisé par l'hémorragie et il s'éteint le soir même vers 7 heures, de choc et d'anémie aiguë.

OBSERVATION VII (inédite).

(D'après les notes de M. le Dr Rabère)

Ecrasement de jambe. — Amputation précoce. — Mort.

Le 30 septembre 1909, à 4 heures de l'après-midi, on apporte à l'hôpital Saint-André un homme qui vient d'avoir la jambe gauche broyée par une roue de wagon. Le choc est énorme, le blessé est très pâle, refroidi ; le pouls est misérable, on tâche de remonter le blessé par des injections de sérum et de caféine.

A 8 heures, l'interne de garde le fait porter à la salle d'opération. Le Dr Rabère, médecin résidant, l'examine alors : la jambe gauche est complètement broyée jusqu'au-dessous du genou et irrémédiablement perdue. Malgré le choc il pratique une amputation rapide de cuisse.

Le blessé meurt à minuit.

Ainsi jamais d'amputation immédiate, pas d'acte opératoire le plus insignifiant soit-il, à part celui qui consiste à arrêter une hémorragie menaçante. Sous aucun prétexte, il ne faudra régulariser à coups de ciseaux les tissus contus et dilacérés. Il ne faudra même pas si le membre ne tient plus que par quelques débris musculocutanés exciser ces débris: ce serait un coup de ciseaux intempestif. Il ne faut voir devant soi qu'un blessé choqué et c'est l'état général qu'il faut soigner d'abord.

I. — Traiter le choc.

L'immobilité absolue est la première indication. Si on se trouve sur la rue au moment de l'accident, on surveille le relèvement du blessé et on veille à ce qu'il soit transporté à l'hôpital ou chez lui avec le minimum de heurts et partant de douleur.

Nous sommes absolument hostile à la tendance qui consiste lorsqu'il s'agit d'accidents arrivés loin de la ville à évacuer immédiatement tout écrasé sur l'hôpital. *Ces transports lointains, improvisés, sont éminemment préjudiciables.* Transporter un homme sur de longues distances, le faire cahoter en voiture ou en chemin de fer, c'est accroître singulièrement le choc à un moment où ce blessé est en état « d'équilibre instable » et où si peu de chose peut faire tomber la balance du mauvais côté.

Une fois le blessé déposé sur le lit, on coupe la manche ou le pantalon et on retire le membre sans à-coups fâcheux pour le squelette. Si la plaie saigne, on place une pince; puis on recouvre la plaie d'une serviette stérile. C'est tout. On pansera plus tard. Plusieurs fois, les blessés qu'on s'empresse de désinfecter s'éteignent à peine terminée cette longue besogne car c'est une seconde série de secousses nerveuses que l'on impose à ces grands traumatisés. Ici l'infection n'est pas le danger immédiat, la résorption des poisons septiques serait du reste ralentie dans l'état de choc d'après les expériences de Galeazzi. Ce qu'il faut pour le moment, c'est « réchauffer » le blessé à tout prix.

Les petits moyens habituels seront mis en usage: bouillottes aux extrémités et le long du corps, couvertures sur le lit. Mais *traiter le choc veut dire surtout traiter le cœur* (1). C'est par le cœur, par l'afflux plus régulier et plus abondant du sang que le système nerveux se réveillera si la gravité des lésions n'est pas irrémédiable et que les fonctions se rétabliront. *Cette indication fondamentale sera remplie de deux façons : par les injections de tonicardiaques d'une part :* caféine, huile camphrée, éther, spartéine, strychine, *et d'autre part par les injections de sérum artificiel.*

Les injections de sérum artificiel constituent vraiment l'agent héroïque de cette thérapeutique (2). Un bon sérum doit être non seulement stérile mais isotonique pour n'altérer en rien la composition du plasma sanguin: la solution de sel marin à 9 0/00 serait la meilleure. (Hambürger et Koppe).

On peut le donner de deux façons: par voie intraveineuse et par voie sous-cutanée. La première peut être indiquée dans le cas d'hémorragie très abondante mais elle n'est pas sans inconvénients: le sérum passant trop rapidement dans la circulation peut provoquer l'œdème aigu du poumon. Pozzi et Bouveret en ont signalé des cas foudroyants. Ces dangers ont vite fait préférer l'injection sous-cutanée. Elle agit de même façon mais moins vite à cause de la résistance opposée par le tissu cellulaire.

La quantité à injecter varie: elle est proportionnelle en général à la quantité de sang perdue. Il faut l'administrer à hautes doses et non, dit Lejars, avec cette parcimonie étrange qui trop souvent paraît être une règle pour quelques chi-

(1) Lejars. La thérapeutique in extremis. *La Semaine Médicale,* 22 juillet 1903.

(2) Comte. Des injections sous-cutanées de sérum artificiel après les grands traumatismes accidentels et chirurgicaux. Thèses de Lyon 1898-99.

rurgiens. On peut injecter facilement 500 cc ou 1 litre. Poucel (de Marseille) et Kocher auraient obtenu les meilleurs résultats en associant au sérum tiède une cuillerée à soupe de cognac par litre. D'après Fourneaux (1) il faut être ménager des injections de sérum chez les blessés qui seront nettement artérioscléreux ou qui présenteront des lésions du cœur par trop avancées.

Les potions toniques, *l'alcool sous toutes ses formes* (champagne, thé punché) se trouvent aussi formellement indiqués à ce moment ainsi que les boissons abondantes qui favorisant la diurèse permettront l'élimination plus grande des toxines.

Sous l'effet de ce traitement: immobilité, chaleur, injections de sérum de Hayem et de tonicardiaques, boissons alcoolisées, les phénomènes du choc se dissipent peu à peu; la pression artérielle se relève, le pouls augmente d'amplitude et de fréquence, la température remonte, la diurèse s'établit. La première indication est remplie.

II, — Désinfecter soigneusement la plaie.

Si le blessé n'est pas trop profondément choqué, on peut, une fois les premiers soins portés à l'état général, passer de suite au traitement local. Mais s'il se trouve prostré, mieux vaut attendre un peu car c'est une opération longue et minutieuse à laquelle il faut procéder. On attend donc que l'écrasé se soit un peu réchauffé et à ce moment on découvre le foyer du traumatisme. L'intervention comprend 4 temps:

1º Désinfection du pourtour de la plaie.

2º Désinfection du foyer de l'écrasement.

3º Pansement antiseptique.

4º Injection de sérum antitétanique.

(1) Fourmeaux. Des injections sous-cutanées massives de solutions salines. Thèses de Paris, 1896-1897.

1º *Désinfection du pourtour de la plaie.* — La première précaution consiste à raser les poils qui entourent le foyer d'écrasement et qui peuvent servir de réceptacle aux agents infectieux puis on procède au large badigeonnage de la région à la teinture d'iode, suivant la méthode dite de Grossich.

La teinture d'iode est un antiseptique merveilleux qui a fait depuis peu son entrée triomphale dans la chirurgie d'urgence (1). Elle a des avantages tels qu'il ne doit pas se trouver un dispensaire, une gare, où à toute heure, on ne soit en mesure de l'appliquer. La méthode en effet est simple et rapide, elle évite le long savonnage, le douloureux brossage que nécessiterait une région couverte de cambouis et de souillures de toutes sortes. D'autre part, l'asepsie qu'elle assure paraît sans rivale comme il ressort des expériences bactériologiques de Walther et Touraine (2). Aussi, il ne faut pas craindre de la prodiguer généreusement et de la laisser même empiéter quelque peu sur les chairs au vif; la douleur n'en sera pas très forte. Puis l'asepsie du pourtour de la plaie étant faite on recouvre la région de champs stérilisés.

2º *Désinfection du foyer de l'écrasement.* — C'est la partie capitale de l'opération, car du nettoyage du foyer d'écrasement dépend à peu près complètement le pronostic. Elle est faite sous quelques bouffées d'éther, si le blessé souffre trop. On enlève d'abord à la pince tous les corps étrangers qui se présentent: et non: débris de vêtements, esquilles osseuses puis on dirige sur la plaie, à l'aide d'un bock un jet d'eau chaude à 40º. Ce jet va fouiller jusque dans leurs recoins les plus intimes tous les décollements musculaires, il chasse de la plaie les caillots, les débris, et les malpropretés de toutes sortes qu'elle peut contenir. Pour

(1) Lejars. *Semaine Médicale,* 4 novembre 1908.
Onillon. Stérilisation du champ opératoire par la teinture d'iode. Thèses de Bordeaux, 1909-1910.
(2) Walther. Société de chirurgie de Paris. 24 mars 1909.

mieux désinfecter la profondeur, on peut faire bâiller la fracture en augmentant l'inflexion des fragments.

Certes, l'eau chaude présente plusieurs propriétés: elle est hémostatique, elle est analgésique, elle réchauffe le membre écrasé, mais elle est insuffisante pour bien désinfecter la plaie. Il est nécessaire de lui ajouter un antiseptique. Quant au choix de l'antiseptique, c'est plutôt question d'impression que d'opinion vraiment scientifique. Le sublimé a eu sa vogue et le permanganate aussi. Certains préfèrent le formol au 200me, 400mo, d'autres comme Lejars l'alcool. A l'heure actuelle, l'antiseptique le plus en faveur est l'eau oxygénée.

C'est depuis 1890 surtout qu'elle a acquis droit de cité à la suite d'un travail de Gellé inspiré par Lermoyez et d'une communication de Lucas-Championnière (1) à l'Académie de Médecine. L'eau oxygénée donne de bons résultats comme antiseptique; car elle est un destructeur puissant des éléments organiques, elle a en outre l'avantage de répondre à une indication thérapeutique: dégageant de l'oxygène au contact des manières organiques, elle peut être considérée presque comme un spécifique de la septicémie gangrèneuse qui est surtout une infection anaérobie.

Une fois la plaie bien lavée, on procède à sa régularisation; les bouts de tendons, d'aponévroses sont réséqués, les lambeaux pendants et voués au sphacèle sont ébarbés.

C'est à ce moment que l'on peut, dans les cas où le membre a été presque amputé par le traumatisme sectionner les quelques débris qui le retiennent encore. On parachève le nettoyage en versant un peu d'eau oxygénée pure dans le foyer, puis on assèche soigneusement, avec des compresses montées sur des pinces, tous les recoins du décollement. La plaie est alors détergée et régularisée.

3o *Pansement antiseptique.* — Le moment est maintenant

---

(1) Les indications et les emplois de l'eau oxygénée en chirurgie. Lucas-Championnière. *Journal de Médecine et de chirurgie pratique.* 10 juillet 1910.

venu de protéger la plaie contre les germes extérieurs. On fait des applications à plat dans le foyer de l'écrasement de compresses humides imbibées d'eau oxygénée et modérément tassées. Sous aucun prétexte, les téguments ne doivent être suturés. On termine par un grand pansement ouaté, non compressif sans emploi de gutta-percha. Reclus préconise, au lieu d'imbiber d'eau oxygénée les compresses, de les enduire de sa pommade polyantiseptique et Masini, à l'exemple de ses maîtres de Marseille, vante les bons effets du pansement au baume du Commandeur.

Inutile de faire un appareil plâtré qui serait un obstacle aux soins ultérieurs. Ce qui presse en ce moment ce n'est pas d'assurer une bonne consolidation qui est encore bien problématique; il faut avant tout pouvoir surveiller l'état local et l'état général, faire des pansements fréquents, ce que ne permet pas aisément un plâtré. Mettons donc le membre simplement dans une gouttière en fil de fer bien rembourrée.

4º *Injection de sérum antitétanique.* — Enfin, il ne faut pas quitter le blessé sans faire une injection de sérum antitétanique. L'action préventive de ce sérum paraît bien démontrée. Grâce à son emploi, systématique, les chirurgiens l'ont vu disparaître à peu près complètement des salles d'hôpital. Cependant le sérum n'est pas infaillible: Lucas-Championnière a parlé de la banqueroute de la sérothérapie antiténanique, en 1902, à la Société de chirurgie et Terrier a publié un cas de tétanos développé chez un blessé inoculé de sérum aussitôt après l'accident.

Mais tout laisse à penser que ces échecs apparents de la sérothérapie antitétanique sont dus soit à l'insuffisance des doses administrées, soit au manque de renouvellement des injections. L'action du sérum n'est en effet que temporaire; si au niveau de la plaie, il y a encore fabrication de toxines alors que l'action du sérum est épuisée, les symptômes du tétanos peuvent éclater. La déduction pratique, c'est qu'il faut administrer d'assez fortes doses: 20 cc. d'emblée. Pour

Imbert même, 3, 4 doses de 20 cc. n'ont rien d'excessif. D'autre part, il sera bon de renouveler ces injections tous les cinq jours ou au moins tous les dix jours.

En résumé, la conduite à tenir dans la période immédiate est maintenant bien réglée. En aucun cas, l'exérèse ne sera pratiquée tant que les phénomènes de choc ne seront pas dissipés. Les premières heures seront employées au traitement énergique de l'état de choc puis le blessé un peu « réchauffé » on procédera à la désinfection méthodique et minutieuse du foyer de l'écrasement. C'est donc à cette période que s'appliquent les principes de la conservation systématique.

II. — APRÈS LE CHOC

Maintenant le choc est passé; le pouls s'est relevé ainsi que la température; le blessé est capable de supporter une intervention. C'est la période vraiment embarrassante pour le chirurgien, celle qui l'oblige à prendre une décision grave; c'est à ce moment en effet qu'il devra se poser catégoriquement la question de conservation ou d'amputation. Il nous semble que cette décision doive avant tout être inspirée de l'état des lésions. Tantôt ce membre est irrémédiablement perdu, tantôt au contraire, il a conservé sa vitalité, et la conduite à tenir peut être différente dans les deux cas.

A. — CAS OU LE MEMBRE EST IRRÉMÉDIABLEMENT PERDU

Les échecs de l'embaumement.

Le membre écrasé est irrévocablement perdu soit qu'il ait été littéralement amputé par le traumatisme ou ne lui tienne plus que par quelques bribes; soit encore que le paquet vasculo-nerveux ayant été écrasé, le segment sous-jacent soit manifestement réduit à l'état de cadavre local. Le signe de certitude dans ce cas, est donné par l'absence

du pouls artériel au-dessous du foyer du traumatisme, par
le refroidissement et l'insensibilité du segment sous-jacent.

Dans ces cas, aucun doute n'est permis sur l'état du segment périphérique et le sort qui lui est réservé. Au-dessous
de l'écrasement, c'est l'inertie et l'immobilité complète,
le refroidissement de la mort. Que faire?

Les complications les plus redoutables vont s'abattre sur
le membre écrasé. Non seulement il est perdu pour la fonction; mais il est un péril pour l'organisme entier, par les
graves accidents septiques dont il va devenir le point de
départ. Alors pourquoi ne pas le sacrifier? On ne perd rien à
l'intervention puisque le membre est déjà perdu et l'on y
gagne d'écarter la septicémie en substituant une plaie opératoire aseptique au foyer traumatique inoculé et déjà viru-
lent. Telle paraissait être jusqu'ici la conduite sage et pru-
dente.

Ce n'est pas l'avis des conservateurs « à outrance » et
en particulier de Reclus. Il faut respecter soigneusement
ce segment perdu, « embaumer » le cadavre et le laisser
appendu à l'extrémité supérieure du membre jusqu'à ce qu'il
se détache par le processus de l'élimination naturelle. L'abstention doit être la règle et cela pour deux raisons : le sphacèle fréquent des lambeaux qui suit l'intervertion et la possibilité d'une large exérèse. Mieux vaut temporiser pour savoir exactement les limites de l'élimination car la nature est
souvent plus économe que le bistouri. Pour réaliser cette
conservation, après avoir soigneusement désinfecté le foyer
de l'écrasement, on « embaume ».

L'embaumement consiste à enduire les compresses
de pommade antiseptique : cette gaze est mollement tassée dans
chacun des recoins de la plaie. La région est recouverte d'é-
paisses couches d'ouate et assez énergiquement comprimée
par de nombreux tours de bande qui ramassent les chairs
et suppriment les « espaces morts ». Reclus conseille pour
cet embaumement sa pommade polyantiseptique. Elle contient de nombreux antiseptiques dont les uns absorbables

comme le sublimé, l'acide phénique et l'iodoforme sont en faible proportion tandis que les autres peu absorbables comme l'acide borique, le salol et l'antipyrine sont distribués plus abondamment. Masini préfère le baume du Commandeur qui est fortement antiseptique par l'acide benzoïque mais moins toxique que la pommade de Reclus. Charrier vante les pansements à la poudre de Lucas-Championnière.

« Quelquefois, dès le premier jour, le pansement est traversé par la sérosité sanguinolente qui transsude du membre; on met alors de nouvelles couches de ouate et l'on ne regarde la plaie qu'au 21e jour à moins que la température ne monte ou qu'il ne se dégage du pansement des odeurs trop désagréables.

« Au bout de la troisième semaine, en général, le mort est séparé du vif; toutes les escarres sont tombées, sauf peut-être quelques lanières aponévrotiques ou tendineuses; on attend que toutes les surfaces sont rosées et granulées; il ne reste plus alors qu'à détacher avec la rugine les parties molles qui recouvrent les extrémités osseuses et l'on en détache le périoste assez haut pour que les tissus puissent constituer un moignon solide et bien matelassé (1). »

Telle est la technique de l'embaumement exposée par son auteur lui-même. Voyons maintenant les résultats. A prime abord, ils paraissent très favorables mais nous sommes persuadé que la mort chez les écrasés conservés à outrance est beaucoup plus fréquente qu'on ne le croit. *Les statistiques sont en effet faussées dans leur nombre comme dans leur valeur.* On a en effet une tendance naturelle à publier seulement les cas heureux. Tous les insuccès ne sont pas produits, ils sont la plupart du temps conservés avec soin et peu mis au jour. D'autre part les succès de la méthode conservatrice comprennent, quand on les examine de près, indistinctement les écrasements de membres, des plaies par armes à feu, des fractures ouvertes, des plaies

(1) Reclus. *Revue de chirurgie*, janvier 1896. p. 8.

contuses diverses, des écrasements de main, de doigts, d'avant-pied; ce qui diminue singulièrement leur valeur. Les observations que publie Reclus à l'appui de sa méthode ne se rapportent pas toutes à des écrasements. Qu'on prenne le travail si documenté de Charrier (1), véritable plaidoyer en en faveur de la conservation. Pour défendre la doctrine de Reclus, il présente 12 observations, mais sur le nombre il y a 4 fractures compliquées; 2 plaies par coup de feu; 1 écrasement de l'avant-pied. Restent 5 observations; or dans l'une, le blessé est mort tardivement du tétanos. Dans les 4 dernières (Observations, XII, XIII, XVIII, XXIII), le segment sous-jacent avait conservé sa vitalité. Dans aucun de ces cas par conséquent le membre ne s'imposait comme perdu, c'est-à-dire ne répondait pas au type que nous étudions en ce moment. On voit par là l'importance que présente la terminologie dans cette question des écrasements.

C'est Imbert et Bégouin qui eurent les premiers le mérite d'attirer nettement l'attention sur les graves déboires auxquels le chirurgien s'expose en voulant conserver quand même un membre perdu. Imbert déclare dans son mémoire que sous l'influence des idées nouvelles, il a cherché au début à conserver à outrance comme on le lui avait enseigné, mais dans la majorité des cas, il a été amené à amputer. Sur dix-sept blessés: treize amputations, quatre conservations, tels sont les chiffres bruts. Encore doit-il faire remarquer que sur les quatre conservés, il en est deux qui sont morts, l'un pour lequel la famille lui a refusé l'amputation, l'autre qui a succombé avant la fin du premier jour en pleine période de choc. En fait, ils auraient été amputés, s'il en avait eu la possibilité. Restent donc 2 conservés vrais, qui ont guéri, il est vrai, l'un et l'autre, mais l'un avait été écrasé par une roue de charrette modérément chargée, et l'autre rentre dans la catégorie des phénomènes cliniques dont on ne saurait tirer parti pour l'appréciation de cas semblables. C'est un enfant qui présentait

(1) Charrier. Thèse de Bordeaux, 1905-1906.

des lésions telles qu'il semblait devoir succomber dans la journée; il se remit peu à peu et guérit complètement, sans complications graves.

Bégouin apporte à son tour dans le *Journal de Médecine de Bordeaux* du 12 janvier 1908, les trois faits suivants où comme Imbert, il a d'abord cherché à conserver et où il a été obligé les jours suivants d'amputer en face de la septicémie.

OBSERVATION VIII

(M. le professeur agrégé Bégouin, chirurgien des hôpitaux.)

Ecrasement de la cuisse et du bras gauches par roue de wagon. — Essai de conservation. — Septicémie. — Amputation quatre jours après l'accident. — Mort.

Ulysse D..., employé de la compagnie du Midi, entre le 6 octobre 1905, salle 17, lit 30 dans le service de M. le professeur Lanelongue — que je suppléais alors — pour un écrasement de la cuisse et du bras gauches.

Il venait de tomber sous les roues d'un wagon qui lui avait passé sur le genou gauche et le bras du même côté, au-dessus du coude. Il n'y avait pas eu de grosse hémorragie et au moment où le chef de clinique, le docteur Duvergey, l'examine, deux heures environ après l'accident, le blessé est un peu choqué : le facies est pâle, la température à 36°4, le pouls bat à 90.

La jambe gauche a été désarticulée par le traumatisme au niveau du genou, en arrière duquel pendent en lambeau flottant les muscles du mollet ; le bras gauche est broyé au niveau de son tiers inférieur. On lie l'artère et la veine humérales. L'on fait de larges irrigations à l'eau oxygénée et l'on nettoie les parties voisines à la brosse au savon, à l'alcool et au cyanure de mercure, puis l'on termine par un large pansement à l'eau oxygénée. Injections de sérum antitétanique et de un litre et demi de sérum de Hayem.

Le soir, la température monte à 38°4, le pouls à 120, nouveau pansement et lavages oxygénés.

Le lendemain, 7 octobre, le pouls est mieux frappé mais la température monte encore. Le blessé boit champagne et lait, reçoit une injection de 500 cc. de sérum. Pansements avec grands lavages matin et soir.

Le 8 et 9, le pouls et la température montent toujours : le visage s'altère et devient terreux. Température 40°, pouls à 160 ; le blessé est agité, les plaies suintent abondamment et présentent des points de sphacèle. Devant cet état d'aggravation progressive, je décide d'amputer pour tarir la source de cette toxiinfection.

Le 10 octobre. — Quatrième jour après l'accident, j'ampute la cuisse et le bras sous chloroforme. Le blessé perd peu de sang, supporte bien le choc opératoire. Les pièces examinées ont montré que de petits abcès gros comme un pois, une lentille, étaient en formation au-dessus de la plaie.

Le soir, la température tombe à 36°4.

Mais le lendemain 11 et les jours suivants, le blessé est repris de fièvre, il délire. Localement, il s'écoule par les drains une sérosité purulente et fétide.

Le 14 octobre. — Le blessé meurt avec 40° et un pouls incomptable. Les moignons d'amputation avaient bon aspect, sans sphacèle.

OBSERVATION IX

(M. le professeur agrégé Bégouin, chirurgien des hôpitaux.)

Amputation traumatique de jambe par écrasement. — Embaumement du moignon. — Septicémie. — Amputation tardive. — Mort.

Victor D..., dix-huit ans, est porté à l'hôpital Saint-André dans le service de M. le professeur Demons, le dimanche 24 janvier 1897, à huit heures du soir, pour un broiement de la jambe gauche. C'était un jeune homme vigoureux, sans tare organique quelconque.

A deux heures de l'après-midi, en travaillant à la scierie mécanique de Mios (Gironde), il avait eu la jambe broyée entre une courroie de transmission et le volant qui l'actionnait. Un médecin, aussitôt appelé, avait appliqué une bande hémostatique sur la cuisse, nettoyé un peu la plaie, fait un pansement compressif, puis dirigé le blessé sur l'hôpital de Bordeaux.

Quand je vis le malade à onze heures du soir, — j'étais alors chef de clinique de M. Demons, — il était pâle, mais ne paraissait pas sérieusement choqué: son pouls était bon, à 90; il avait toute sa lucidité et causait facilement.

Le pansement défait, l'on voit que le pied et la moitié inférieure de la jambe ont disparu : *la jambe a été amputée par le traumatisme à sa partie moyenne.* Le tibia et le péroné, fracturés au même niveau, font saillie; leur périoste arraché. Les muscles antérieurs de ce moignon de jambe sont en bouillie et presque réduits à quelques centimètres de longueur. Ceux de la partie postérieure ont environ 0 m.15 de long; ils pendent, écrasés, dissociés, mais liés par une ficelle, probablement mise pour arrêter l'écoulement de sang. Il n'y a plus de peau pour entourer les chairs musculaires : elle se montre seulement au niveau du genou, mais est décollée en manchon jusqu'au tiers moyen de la cuisse.

En face de ce moignon musculaire dilacéré, contus et souillé, je voulus, sous l'influence des idées de M. Reclus, faire la désinfection et la conservation. Comme le blessé ne supportait pas le nettoyage à cause de la douleur, je fis donner un peu de chloroforme, et j'essayai de nettoyer les muscles ; devant l'impossibilité d'y réussir, je fis tomber le moignon en le détachant rapidement au niveau du genou, ce qui me parut devoir faire une meilleure désinfection. Puis, après un nettoyage prolongé, à l'eau bouillie cyanurée, chaude, des muscles dissociés de la partie inférieure de la cuisse et de la peau décollée, j'embaumai le membre avec de la gaze enduite de pommade polyantiseptique et fis ensuite un pansement ouaté légèrement compressif.

Le malade alla bien les deux premiers jours ; mais le troisième, le teint devint terreux, le pouls s'éleva à 120, et la température atteignit 39°. Localement le moignon ne laissait cependant écouler que de la sérosité, il ne présentait ni gangrène gazeuse, ni rougeur, ni suppuration franche. Les jours suivants, le teint resta mauvais, la langue devint sèche, la température s'éleva à 40° sans que localement il y eût, du côté du moignon, aucun symptôme spécial.

Devant cet affaiblissement progressif du malade et les phénomènes de toxiinfection grave, l'amputation de la cuisse fut considérée par M. Demons comme la seule ressource qui pût le sauver, et je la pratiquai le neuvième jour, au tiers moyen. A ce niveau, il y avait de très légères infiltrations purulentes intermusculaires, des muscles ecchymosés, et d'autres d'une couleur jaune de cire. L'examen les montra atteints d'une myosite intense et farcis de streptocoques et de staphylocoques au niveau même de l'amputation qui passait cependant à plus de 0 m 20 du point où avait fini l'action directe du traumatisme.

L'amputation ne modifia rien à la toxiinfection, déjà trop profonde, et le lendemain le malade mourait.

La nécropsie ne put être faite.

OBSERVATION X

(M. le professeur agrégé Bégouin, chirurgien des hôpitaux.)

Ecrasement de jambe par roue de tramway. — Essai de conservation. — Septicémie. — Amputation tardive. — Mort.

Alexandre L..., quarante-six ans, manœuvre, entre le 15 décembre 1907 dans mon service, salle 10, lit 29.

A six heures du soir, la roue d'un tramway vient de passer sur sa jambe gauche. Transporté aussitôt à l'hôpital, il est vu par l'interne de garde qui le trouve pâle, agité, un peu choqué, bien qu'il n'y ait pas eu d'hémorragie abondante. La plaie de la jambe est longuement nettoyée à l'eau oxygénée, et pansement oxygéné. Mise du membre dans une gouttière métallique.

Le lendemain matin, je vois le malade à la visite ; le visage est bon, le pouls bat à 74, la température est de 37°. Le choc est passé.

Il y a un véritable *broiement* de la jambe gauche au niveau de son tiers inférieur : muscles, os, vaisseaux sont réduits en bouillie. *Aucune artère sous-jacente ne bat, le pied est blanc, froid et insensible.* Je propose au blessé une amputation immédiate, après le choc et avant le développement des signes d'infection. Il espère encore conserver sa jambe et son pied : il refuse.

Réderer.

Le lendemain 17, le teint est devenu terreux bien que le pouls ne soit qu'à 110 et la température à 38°6. Le pied est plus froid que la veille, couvert de marbrures, insensible. Le blessé se rend compte qu'il est bien mort comme la partie inférieure de sa jambe, et en face de cette gangrène il se résout à l'amputation que je lui propose encore. M. Lefèvre, médecin résidant, veut bien la pratiquer séance tenante, quarante heures après l'accident. Le broiement existait au niveau de la réunion des deux tiers supérieurs avec le tiers inférieur de la jambe ; il fit la section osseuse au lieu d'élection et recouvrit avec deux lambeaux latéraux qui parurent coupés en tissus sains. La plaie fut très largement laissée ouverte et pansée avec des compresses imbibées d'eau oxygénée et saupoudrée de peroxyde de zinc. L'examen du segment du membre enlevé montre qu'il y avait broiement complet avec déchirure des vaisseaux.

Le soir, la température tomba à 37° et le pouls à 104.

Le 18, la température s'élève à 38°2, pouls 120 ; le blessé « se sent bien » cependant, dit-il. Le moignon de l'amputation a bon aspect : il présente à peine un léger œdème sans tension, sans douleur. Mais le teint est mauvais, les urines rares et, le soir, température 40°, pouls 140.

Le 19 et le 20, le malade est dans le même état, il meurt dans la nuit du 20 au 21. La nécropsie montre que les chairs du moignon d'amputation ne présentent pas de sphacèle, pas de suppuration, si ce n'est sur une surface limitée ; aucune fusée purulente, ni traînée infectée intermusculaire. Le cœur est gros, flasque, mou, présentant l'aspect de la myocardite infectieuse ; le foie est criblé à sa face convexe des taches jaunes du foie infectieux, les reins sont congestionnés.

« Voilà donc, conclut M. Bégouin, trois faits d'écrasements du membre inférieur où j'ai tenté la conservation, et où, comme M. Imbert, j'ai été obligé, devant la profonde toxi-infection de l'organisme, qui augmentait toujours, de faire plus tard l'amputation proscrite « toujours et sans exception » par la formule conservatrice avant le développpment des phénomènes infectieux. Mes trois malades sont morts de la continuation de leur toxi-infection, dont l'amputation n'a en rien modifié l'évolution progressive. Les moignons ne se sont pas sphacélés, n'ont pas présenté de phénomènes d'infection sérieuse, et cependant, dans l'autopsie que j'ai faite, les reins, mais surtout le cœur et le foie, présentaient les caractères de l'infection profonde de ces organes. Aussi, sans vouloir faire de conclusion générale avant la production de documents plus nombreux, j'ai cependant la conviction que les mêmes malades, amputés aussitôt le choc passé, dans les six, dix ou vingt-quatre premières heures de leur accident, eussent été sauvés très probablement; en tout cas, *la méthode conservatrice ne leur a rien évité, ni l'amputation, ni la mort.* »

OBSERVATION XI (Personnelle).
(Prise dans le service de M. le Docteur Courtin, chirurgien des hôpitaux).

Ecrasement de cuisse par roue de charrette. — Essai de conservation. — Septicémie. — Désarticulation de la hanche 54 heures après l'accident. — Mort.

Le 11 avril 1910, à quatre heures de l'après-midi, Lucien G..., charretier de 43 ans, tombe sous une charrette de fumier qui lui écrase la cuisse droite. On le transporte en automobile à St-André où il arrive vers 5 heures. Il est choqué, très agité, avec un pouls à 108. L'examen montre un écrasement de la cuisse droite à la partie moyenne. Il y a fracture comminutive ouverte et une vaste plaie au niveau de la face externe de la cuisse par où font hernie le biceps et l'aponévrose. La plaie est ensanglantée, mais le pied a conservé sa sensibilité et on sent battre la pédieuse. On ligature les artérioles, désinfecte la plaie à la teinture d'iode et à l'eau oxygénée et on traite le choc par chaleur, sérum de Hayem, alcool.

Le 12, le blessé souffre un peu, mais l'état général est meilleur. La température de la journée reste à 37, le pouls est bon vers 90. Le choc est passé, l'infection n'a pas encore commencé.

Le 13 au matin, l'état s'est singulièrement aggravé. Le blessé n'a pu dormir de la nuit, il souffre vivement de sa plaie. La température est à 39°6, le pouls petit à 104. Le pansement dégage une odeur désagréable. Pas de crépitation gazeuze.

L'après-midi, la température reste à 39°6 mais le pouls monte à 130.

On l'opère à 9 heures du soir. Après injection de caféine et de sérum artificiel, le Dr Rabère, médecin résidant, désarticule la hanche, procédé à rauquette avec ligature préventive de la fémorale. Durée: demi-heure.

Le 14, l'opéré n'a pu dormir. Le pouls est filiforme, la température est à 39°6. La langue est sèche. Injection de spartéine, toniques.

Vers cinq heures de l'après-midi, le blessé se met à délirer. Il meurt à sept heures.

OBSERVATION XII

(M. le Docteur Courtin, chirurgien des hôpitaux).

Amputation traumatique de jambe par écrasement sous roun de wagon. — Embaumement. -- Gangrène gazeuse. — Mort.

Le 13 août 1903, on amène à l'hôpital des enfants, service du Dr Courtin, un enfant de douze ans qui vient d'avoir les deux jambes prises sous les roues d'un wagon. L'hémorragie a été insignifiante.

Le petit blessé arrive choqué. Il est pâle, refroidi, les mains glacées, il demande à boire avec insistance; il délire un peu. Température: 36°6. L'état général somme toute est mauvais. On constate à la jambe droite, un peu au-dessus des malléoles un broiement des parties molles mais le squelette et les vaisseaux sont respectés. A gauche, par contre, la jambe est complètement écrasée en son milieu et ne tient plus au segment sous-jacent que par quelques bribes musculaires et tendineuses. On achève la séparation d'un coup de ciseaux puis on lave soigneusement à l'eau oxygénée le moignon résultant et on l'entoure d'un pansement humide. On attendra que l'élimination spontanée des parties mortifiées se soit faite pour régulariser le moignon.

Les jours suivants, l'état général semble se relever. Le délire disparaît. Pansement humide quotidien.

Le 19 août au matin, l'enfant accuse des douleurs intolérables à son moignon. L'enfant s'agite et crie, le délire reparaît. Le pansement défait, on se trouve en présence de tissus de très mauvais aspect. Ils sont tendus, mais sans coloration bronzée apparente et sans sonorité à la chiquenaude.

Toute la journée se passe ainsi, c'est-à-dire mal, le délire s'accusant et le facies s'altérant.

Le 20 août au matin, on constate une coloration foncée caractéristique de la peau avec crépitation et odeur sui generis. L'invasion des la peau avec crépitation et odeur sui generis. L'invasion des gaz se fait avec une rapidité extraordinaire et l'on peut pour ainsi dire suivre leur progression de minute en minute puisque moins d'une demi-heure après, la moitié de la cuisse est envahie par eux; les douleurs sont intolérables, le délire très grand. M. le Dr Verdelet est appelé d'urgence mais en raison de la gravité de l'état général, et du pouls défaillant, il ne peut intervenir.

Peu à peu la torpeur succède à l'agitation et le soir le blessé meurt dans le coma.

OBSERVATION XIII

(M. le Docteur Charrier. — Thèse de Bordeaux 1905-1906)

Ecrasement de jambe par roue de tombereau. —. Essai de conservation. — Septicémie. — Amputation 11 jours après l'accident. — Mort de tétanos.

Le 3 mars 1905, L... Jean, charretier, 46 ans, qui a des habitudes d'intempérance, glisse sur le pavé humide en voulant retenir son cheval et la roue du tombereau lourdement chargé lui passe sur la jambe gauche. Il ne perd pas connaissance malgré une assez forte hémorragie et on l'amène à St-André, service du Dr Monod.

Le blessé est très choqué. Par moments, il est abattu, à d'autres, il parle avec volubilité. Les extrémités sont froides, le pouls est mou à 90. Localement, la jambe gauche est écrasée. Les deux os sont broyés, les parties molles réduites en bouillie. On ne sent pas battre la tibiale antérieure et le pied est froid. On désinfecte soigneusement la plaie puis le membre est placé dans une gouttière métallique matelassée d'ouate.

Le lendemain, le choc persiste toujours. La température de la journée est à 38°5, le pouls petit à 100. Le blessé délire.

Le 4, même état général mais apparition locale de placards rougeâtres autour de la plaie. Le Dr Codet-Boisse fait porter le blessé à la salle d'opération et là sous léger chloroforme il pratique une dizaine d'incisions autour du foyer de l'écrasement et fait de grands lavages à l'eau oxygénée. Le soir, amélioration de l'état général.

Les jours suivants, les gaz et la plaque bronzée disparaissent à peu près mais la plaie suppure beaucoup et la température se maintient autour de 38°. Cependant, du 8 au 12, l'état général semble s'améliorer.

Mais le 13, la température remonte à 38°9, le pouls devient rapide et petit. Le blessé est somnolent, il délire. Le Dr Codet-Boisse pratique l'amputation.

Le 14 et 15, l'état général reste aussi mauvais. Le moignon est pâle, aplati avec très légère suppuration.

Les jours suivants, le trismus apparaît. Le blessé s'affaisse peu à peu, tombe dans la prostration et meurt dans le coma le 5 avril.

On peut se demander, conclut avec raison Charrier, si l'amputation, vers le deuxième, troisième jour, alors que le choc s'était atténué, que l'état général s'était relevé, n'eut pas donné un meilleur résultat.

OBSERVATION XIV

(Prise dans le service de M. le professeur agrégé Bégouin)

Amputation traumatique du bras par écrasement sous roue de charrette. — Embaumement du moignon. — Septicémie grave. — Longue suppuration. — Guérison.

Le 15 avril 1909, entre à St-André, Pierre L..., 67 ans, qui vient d'avoir le bras gauche écrasé par une charrette lourdement chargée. Il arrive choqué et pâle, les yeux un peu voilés, pouls misérable. On le remonte par des injections de sérum et de caféine. On examine alors les lésions : le traumatisme a littéralement amputé le membre qui n'est plus retenu au bras que par quelques débris de téguments. Le Dr Rabère, médecin résidant, les sectionne d'un coup de ciseaux puis il procède à une désinfection minutieuse du moignon ainsi résultant. Il le bourre ensuite de compresses assez tassées, imbibées d'eau oxygénée.

Le lendemain matin, le blessé va mieux mais le choc n'a pas complètement disparu. Le Dr Bégouin émet l'avis de faire une amputation au-dessus de ce moignon traumatique.

Le 17 au matin, on est en pleine septicémie grave. Le blessé est terreux, prostré. La respiration est toute superficielle, le pouls très petit et intermittent. On enlève le pansement ; du sphacèle s'est installé sur les bords déchiquetés de cette corolle de chair. On retire les compresses qui manifestement font rétention ; on irrigue la plaie d'eau oxygénée et on panse à plat par simple application de compresses. Le lendemain, l'état général est encore plus grave : sérum, caféine.

Mais à partir du 18, les phénomènes de toxiinfection décroissent d'intensité. A la suite de cet incident, le blessé a fait une longue suppuration avec fièvre hectique, probablement facilitée par son âge.

Il n'a pu quitter l'hôpital que quatre mois après l'accident.

OBSERVATION XV (Personnelle)
(Prise dans le service de M. le professeur agrégé Venot.)

Amputation traumatique de bras par écrasement entre deux wagons. — Embaumement du moignon. — Longue suppuration. — Guérison.

Le 12 août 1910, Jean R..., 32 ans, en traversant une voie à la gare d'Orléans, a le bras droit broyé entre deux tampons de wagons. Il ne ressent pas de douleur sur le moment et ne perd pas connaissance ; mais il a une forte hémorragie. On applique la bande de Houzé. Le médecin de la Compagnie arrive. Il trouve un bras quasi amputé par le traumatisme à l'union du tiers moyen et du tiers inférieur. Seul, un petit pont de fibres le relient encore. Il le sectionne d'un coup de ciseaux et fait un pansement provisoire.

Une heure après, le blessé arrive à St-André. Il est assez choqué. Il se sent « s'en aller », le pouls est petit, la face pâle et froide. Le médecin résidant, Dr Rabère, le voit. Il sort des esquilles du moignon traumatique et le panse avec des compresses imbibées d'alcool.

La nuit est assez mauvaise, mais le lendemain le blessé se sent mieux. Le Dr de Boucaud est d'avis, pour couper court à la suppuration qui menace le moignon, de faire une amputation un peu plus haut mais le Dr Duvergey qui prend le service à ce moment préfère conserver et embaumer.

Un peu de septicémie les jours suivants (39° 2 le 17 août) puis une suppuration assez abondante s'établit qui dure deux mois. Le blessé quitte l'hôpital le 8 octobre. Les deux lambeaux du moignon se sont accolés mais il persiste une rigole transversale qui suppure encore un peu.

Ainsi que le prouvent ces dernières observations, le pronostic des écrasements de membres se trouve moins sévère lorsque le membre a été d'emblée amputé par le traumatisme. Ici tout le segment voué à la mort se trouve supprimé, ce qui diminue évidemment les dangers de la septicémie. Il n'en est pas moins vrai qu'il est préférable dans ces cas de substituer au moignon contus et déchiqueté réalisé par l'accident un moignon à contours linéaires et propre chirurgicalement. L'observation IX en fait foi. Pour avoir voulu conserver un tel moignon, on a conduit le blessé à la mort. Colle et Petit citent un cas semblable: amputation accidentelle de jambe par roue de wagon, embaumement, gangrène gazeuse, mort et ils concluent : « Nous ne pouvons nous empêcher de penser avec notre maître, M. le professeur Folet qu'une amputation de cuisse au tiers inférieur pratiquée le surlendemain eut probablement empêché l'éclo-

sion d'une infection dont l'allure fut véritablement foudroyante ». Dans les observations XV et XVI, le blessé s'est
sauvé mais non sans avoir traversé une période de septicémie grave et il a été retenu longtemps à l'hôpital par
une interminable suppuration.

Il faut à propos de ces amputations traumatiques bien
séparer l'écrasement de l'arrachement des membres. Ces accidents qui ont fait l'objet d'un bon travail de Parisot (1), sous
l'inspiration de Guermonprez, sont,, comme le dit, Lejars,
« des faits interméiaires entred les fractures compliquées et
les écrasements proprement dits. » Les arrachements des
membres donnent une mortalité presque nulle, des complications rares, des guérisons rapides. Les artères sont étirées
comme à la lampe et il y a dès lors moins de tendance
à l'absorption et à l'infection. On n'a plus d'habitude dans
ces cas qu'à régulariser et à attendre la cicatrisation.

Il faut amputer. --- De quelle façon.

Nous avons montré au chapitre précédent que vouloir conserver à tout prix un membre perdu, voué au sphacèle,
c'était courir à un échec grave, en laissant la vie du blessé sous la menace de phénomènes de septicémie souvent
mortels et nous avons conclu qu'il fallait intervenir. L'amputation a en effet, le gros avantage de substituer à la plaie
irrégulière, contuse,, infectée de l'écasemenrt une plaie simple, linéaire et propre chirurgicalement. Certes, ce moignon
linéaire d'amputation n'est pas lui-même à l'abri de toute

(1) Parisot. Des plaies par arrachement. Thèses de Paris, 1897-1898.

complication. On y verra parfois la suppuration s'établir. Il n'en est pas moins certain que les dangers qui l'accompagneront seront bien moins importants et que les pansements seront toujours plus faciles à appliquer que lorsqu'il s'agit d'abriter un membre entier.

Mais à quel moment intervenir et de quelle façon? Ce sont là les deux points importants que nous allons essayer de résoudre. Les statistiques d'amputation pour causes traumatiques donnent une léthalité autrement forte que celles des amputations pratiquées pour des causes telles que tumeurs et lésions chroniques. C'est que dans le premier cas, en effet, deux éléments dangereux viennent singulièrement aggraver le pronostic de l'intervention; nous voulons parler du choc et de l'infection.

Nous croyons avoir suffisamment démontré que le chirurgien ne doit pas intervenir sur un écrasé en état de choc. Il ne doit pas non plus autant que possible opérer pendant l'infection. « L'amputation dans les grands traumatismes des membres, dit Trélat, donne les meilleurs résultats quand elle est faite avant les accidents infectieux. Sur 5 malades amputés primitivement, un seul insuccès dû au tétanos. L'amputation secondaire faite au cours des accidents de septicémie donne des résultats déplorables. Tous ceux que nous avons amputés dans ces conditions sont morts.» C'est une règle générale de la chirurgie de ne pas opérer autant que possible « à chaud » et ici en particulier le chirurgien devra amputer « à froid. »

OBSERVATION XVI (inédite)

(Due à l'obligeance de M. le professeur agrégé Bégouin.)

Ecrasement de jambe par roue de tramway. — Amputation le deuxième jour après début de l'infection. — Mort de toxi-infection.

Le 27 avril 1907, à 4 heures, Gustave B..., employé de commerce, vingt-cinq ans, veut descendre d'un tramway en marche. Il tombe et la remorque lui écrase la jambe droite. Il perd du sang. On applique la bande d'Esmarck et on le transporte à Saint-André.

A 5 heures, le docteur de Boucaud, médecin résidant voit le blessé. Le choc est très prononcé : face pâle, pouls à 44. La jambe est broyée depuis la partie moyenne jusqu'au-dessous de l'articulation du genou. Le décollement des téguments remonte jusqu'à la cuisse. Pendant qu'on fait respirer au blessé un très léger chloroforme, on désinfecte la plaie à l'eau oxygénée, régularise les lambeaux et fait l'hémostase. Puis on remonte le blessé par des injections de sérum. Température 36°4. L'état général se relève un peu.

Le 28, le blessé va mieux. Température : 37°4 le matin, pouls à 80, mais le soir la température monte à 38°2, le pouls à 120. L'infection commence, précoce en raison de la grande étendue des lésions.

Le 29, devant les craintes d'une infection intense à cause des grands délabrements du membre, on se décide à intervenir — soit deux jours après l'accident — par une amputation de cuisse au tiers inférieur. La température reste à 36°6 dans la journée.

Le 30, le blessé se plaint de n'avoir pu dormir et souffre du moignon. La température est à 38°4, le pouls à 100 un peu serré avec de rares intermittences. Respiration assez irrégulière. 250 gr. de sérum.

Le 1ᵉʳ mai, même état.

Le 2, le moignon est très douloureux, les muscles apparaissent un peu verdâtres, livides -- quelques taches noires se dessinent sur la peau. Le soir, la température a une ascension plus forte à 39°2.

Le 3 mai, l'état devient précaire, c'est celui d'un homme infecté de partout. Il meurt dans la soirée de toxi-infection.

La conclusion c'est qu'il faut savoir ne pas attendre le début de l'infection. Il faut, comme le répète depuis long-temps notre maître M. le Professeur agrégé Bégouin, passer entre le choc et l'infection. *Le chirurgien doit saisir cet espace libre qui sépare de façon à peu près constante l'état de chocs, du début de l'infection.* Cet espace libre réalisera pour lui le moment d'opportunité opératoire « l'heure chirurgicale ». *En règle générale, ceci revient pour le chirurgien à intervenir de la dixième à la trentième heure,* mais l'on ne saurait être absolu. Il est des cas, surtout dans les écrasements du membre supérieur, où l'état de choc est peu prononcé, où l'on peut dès lors opérer quelques heures après l'accident. Au contraire, dans quelques cas de prostration intense, il faut prolonger l'abstention jusqu'à la trentième heure.

Faite dans ces conditions, l'amputation doit donner de bons résultats. Spillmann (1) fait observer avec beaucoup de raison qu'il se fait une déplorable confusion lorsqu'on compare les résultats de la conservation à ceux de l'intervention. D'ordinaire, on ne met que deux faits en balance: la mortalité succédant aux essais de conservation et celle qui suit les amputations. Or, ces dernières ne sont souvent exécutées qu'après l'échec avéré des tentatives de conservation. Il est donc de mauvaise foi de mettre ces cas de léthalité à la charge de la chirurgie interventionniste. Cette cause d'erreur mise de côté, l'on s'aperçoit que les cas de guérison succédant à une amputation ou désarticulation pour écrasement de membre sont la règle. Lejars a publié 25 observations d'interventions pour grands traumatismes des membres avec 23 guérisons. Charrier, dans sa thèse, en cite 12 cas et nous apportons nous-même la contribution des observations suivantes:

OBSERVATION XVIII (Personnelle)

Prise dans le service de M. le professeur agrégé Bégouin.

Ecrasement du bras par une roue de wagon. — Désarticulation de l'épaule 4 heures après. — Suppuration. — Guérison.

Le 24 janvier 1908, à onze heures du matin, G... Claude, 58 ans, employé à la gare du Midi, tombe en voulant traverser une voie

(1) Mareschal. Fractures par coups de feu. Thèse de Paris, 1868.

et a le bras droit écrasé par une roue de wagon. Il ne perd pas connaissance malgré une assez forte hémorragie.

Il arrive à l'hôpital à une heure. Il n'est pas très choqué; il est très pâle, il répond bien aux questions mais le pouls est à 60 assez mou. Injection de spartéine, de sérum, d'éther.

A trois heures, le pouls est bien frappé. On examine alors les lésions: la main, l'avant-bras et le bras sont broyés, le membre n'est retenu à l'épaule que par une lanière de peau et quelques nerfs. On fait respirer au blessé quelques bouffées d'éther et le Dr Lefèvre, médecin résidant, achève la séparation d'un coup de ciseaux. Mais au-dessus de ce moignon d'amputation, il existe aussi de graves lésions, deltoïde désinséré, biceps, coracobrachial, pectoral rompus, humérus à nu. Aussi il se décide à pratiquer la désarticulation de l'épaule.

Néanmoins, le blessé fit dans les jours suivants des phénomènes septicémiques graves avec température montant jusqu'à 39º 4, 40º. Il y eut de la suppuration abondante, du sphacèle des lambeaux. Le blessé ne put quitter l'hôpital qu'à la fin d'avril.

OBSERVATION XIX (Personnelle).

(prise dans le service de M. le professeur agrégé Bégouin.)

Ecrasement du pied droit par roue de tramway. — Amputation immédiate. — Guérison.

Le 1er février 1908, à 6 heures du soir, F... Abel, 21 ans, tombe sous la remorque d'un tramway qui lui écrase le pied droit.

Il entre à St-André vers 9 heures. Il est un peu choqué, il parle avec agitation. On l'examine: une large plaie s'ouvre sur la face antérieure du cou de pied et de l'arrière-pied. On trouve de nombreuses esquilles, les articulations tibiotarsienne, astragalocalcanéenne, métacarpo et scaphocunéennes sont ouvertes. La malléole interne, le calcanéum sont fracturés. La tibiale postérieure est sectionnée et on ne sent pas battre la pédieuse. Désinfection à l'eau oxygénée.

Le lendemain matin, le choc a disparu, le pouls est à 90 mais localement, le pied est froid, de teinte un peu verdâtre. Quelques gaz dans la gaine des péroniers. L'amputation est aussitôt décidée. A 11 heures du matin, le Dr Lefèvre, médecin résidant, ampute la jambe au lieu d'élection sous anesthésie à l'éther.

Les suites furent bonnes. Il se forma cependant quelques jours plus tard une collection purulente qu'il fallut drainer.

OBSERVATION XX (Personnelle).
(Prise dans le service de M. le professeur Demons.)

Ecrasement complet du bras par roue de locomotive. — Désarticulation de l'épaule 6 heures après l'accident. — Guérison per primam.

Le 8 novembre 1909, à midi, un employé de la gare du Midi a le bras droit écrasé par une locomotive. L'hémorragie est peu abondante.

Il arrive très choqué à l'hôpital St-André. On constate un écrasement complet du bras. Jusqu'à deux travers de doigts au-dessous de l'insertion du deltoïde, tout est broyé, transformé en une vraie bouillie musculaire et osseuse. Sérum, éther, caféine.

Le blessé se remonte vite, si bien qu'à 6 heures du soir le choc a disparu. Le Dr Parcelier, chef de clinique, juge qu'il faut intervenir car si la gangrène gazeuse éclatait, en raison de la hauteur du foyer de l'écrasement, elle envahirait de suite le thorax. Aussi à ce moment, soit 6 heures après l'accident, il pratique la désarticulation de l'épaule.

Pas de suites infectieuses. La guérison s'obtient per primam en 12 jours.

OBSERVATION XXI (Personnelle).
(Prise dans le service de M. le Docteur L. de Boucaud.)

Ecrasement de jambe par roue de tramway. — Amputation 20 heures après. — Suppuration. — Guérison.

Le 30 juillet 1910, L... Pierre, 60 ans, manœuvre, était assis sur la rampe du tramway. Il tombe et la roue de la remorque lui écrase une jambe. Il perd à peu près connaissance. L'hémorragie est assez abondante. On le porte à St-André où il arrive choqué, face pâle, pouls petit, prostration. Localement, on est en présence d'un écrasement complet de la jambe gauche remontant jusqu'à quelques travers de doigt au-dessous du genou. On fait le traitement classique du choc.

Le lendemain matin, le blessé est à peu près « remonté », le pouls est à 72, bien frappé, la stupeur a disparu. On le porte à la salle d'opération, et à 11 heures du matin, le Dr Rabère, médecin résidant, fait l'amputation de la jambe au lieu d'élection par le procédé bordelais.

Mais la tranche de section a été faite peu au-dessus du foyer de l'écrasement. 3, 4 jours après l'opération, le blessé souffre du moignon, il a de la fièvre et localement il présente une suppuration assez abondante. Cette suppuration dure longtemps, facilitée peut-être par l'état constitutionnel du blessé qui est éthylique avéré.

Guérison par seconde intention en 3 mois.

OBSERVATION XXII (inédite).

(Communiquée par notre oncle, le Dr Leroy, médecin des troupes coloniales.)

Ecrasement de jambe par roue de wagon. — Peu de choc. —
Amputation 5 heures après. — Guérison.

1910. — Etant à Bienhoa, en Cochinchine, je suis appelé auprès d'un coolie annamite de 35 ans environ qui vient d'avoir la jambe droite prise entre deux wagons. Le blessé ne perd pas connaissance, l'hémorragie est peu abondante.

A mon arrivée, le blessé n'est pas très choqué, mais la jambe est complètement broyée au-dessous du genou. Le segment inférieur est froid et insensible. Je fais une injection de sérum. Puis en raison du bon état général du blessé, je me crois autorisé à pratiquer 4 ou 5 heures après l'accident, l'amputation de cuisse au tiers inférieur.

Le blessé a fait quelques jours plus tard un peu de suppuration mais a très bien guéri.

OBSERVATION XXIII

(M. le Docteur L. de Boucaud, chirurgien des hôpitaux)

***Amputation traumatique de la jambe au niveau du genou par
roue de wagon. — Amputation de cuisse 13 heures après. —
Glycosurie transitoire. — Guérison rapide.***

Le 28 mars dernier, dans la nuit, un homme de 41 ans, se trouvant
dans un train, aux environs de Bordeaux, tombe sur la voie par la
portière mal fermée du wagon. Il est retrouvé longtemps après,
gisant inanimé, sans hémorragie, et dirigé sur l'hôpital Saint-
André.

A son arrivée, il est en plein collapsus: Visage exsangue, refroidissement total, pouls filiforme, incomptable; aucune réaction aux
diverses excitations, obnubilation totale. La jambe droite est broyée
au niveau du genou et ce paquet de chairs informes ne tient plus
que par un mince pont de parties molles qu'un coup de ciseaux
a tôt fait de détacher. Rien à faire évidemment que ce qui fut fait,
toilette de la plaie, réchauffement, huile camphrée, sérum isotonique et antitétanique.

Le lendemain matin, la température est de 36°4, le pouls bat
à 120, régulier mais mou. Il y a 25 respirations à la minute. Le visage
est pâle, la peau sèche, les extrémités un peu refroidies. Le blessé
parle et précise les conditions de sa chute.

Nous examinons le moignon réalisé par cette amputation traumatique. Le tibia est obliquement sectionné au niveau de ses pla-
teaux, à deux centimètres de l'interligne articulaire; un éclate-
ment médian le sépare en deux fragments et ouvre l'articulation.
Le péroné est brisé un peu plus bas; les téguments au niveau de
la section sont noirs, un mélange de caillots et de débris mortifiés
comble la brèche; une forte odeur de sphacèle s'en dégage; pas de
traînées lymphangitiques, pas crépitation gazeuse. Pas de douleur de la cuisse.

En présence d'un tel traumatisme, qui avait sectionné l'os à
l'extrémité supérieure de son épiphyse, qui avait ouvert l'articulation
et tranché les téguments au même niveau que le squelette, nous jugeâ-

mes qu'il fallait amputer la cuisse à l'union du tiers moyen et du tiers inférieur. Ce qui fut fait, incontinent, soit treize heures environ après l'accident : Anesthésie à l'éther, compression digitale fémorale, deux lambeaux, trois points de catgut musculo-aponévrotiques, quatre crins à la peau, drainage large et agrafes de Michel. L'anesthésie a duré vingt minutes ; les muscles à la section, se sont montrés absolument sains.

L'après-midi, la température est de 36°4, le pouls à 130. Sur le soir, quelques irrégularités. Sérum et sparteine.

Le lendemain matin, 36°9, pouls à 84, régulier et plein.

Aucun incident ultérieur à signaler, guérison sans le moindre accroc, il n'y eut aucune menace inflammatoire et je n'ai jamais vu en période post-opératoire un moignon si peu sensible.

Le 16 mars, tout pansement était supprimé.

Il est en terminant un point de l'histoire clinique de ce blessé qui mérite d'être signalé. L'examen des urines, décela la présence dans les urines de 6 grammes de sucre sans acétone. Fallait-il s'abstenir ? Nous ne le pensâmes pas. Il devait s'agir ici d'un de ces cas de glycosurie traumatique transitoire, fréquents après les chocs sur la tête, le rachis et que l'on retrouve aussi chez les traumatisés des membres « glycosurie purement accidentelle et qui peut se développer de toutes pièces chez des individus exempts de tare névropathique ».

De fait, les renseignements obtenus sur l'état antérieur du sujet, ne nous ont pas permis de penser à un diabète antérieur ; quarante-huit heures après l'intervention, toute trace de sucre avait disparu et nous n'en avons jamais retrouvé.

Cette glycosurie traumatique transitoire n'a été en rien influencée par l'intervention et n'a davantage en rien modifié les suites opératoires.

Hamet.

OBSERVATION XXIV.

(M. le Dr Courtin, chirurgien des hôpitaux.)

Écrasement complet de jambe par roue de tramway. — Peu de choc. — Amputation de cuisse trois heures après. — Guérison.

C'est une jeune femme qui, le 28 janvier 1906, a eu la jambe gauche complètement broyée par roues de tramway.

M. le Dr Courtin voit la blessée peu après l'accident. Elle n'est pas très choquée. Localement, toute la musculature de la jambe est dilacérée, déchirée et le squelette est broyé en un grand nombre de morceaux. Le pied gauche est déjà refroidi et on ne perçoit pas les battements de la pédieuse

En raison du bon état général de la malade, le Dr Courtin se croit autorisé à pratiquer l'amputation de cuisse, 3 heures après l'accident. L'examen de la pièce montra que le tibia était brisé en 8 morceaux, le péroné était impossible à reconstituer, les vaisseaux impossibles à retrouver.

La guérison fut rapide, sans incidents.

Dans certains cas, surtout aux membres inférieurs, l'écrasement est double. Quoique la gravité soit naturellement plus considérable, les mêmes règles persistent. Le chirurgien ne doit pas craindre outre mesure l'amputation double dont la léthalité est à peine supérieure à celle de l'amputation simple (1). Pour Legouest, il serait préférable de la pratiquer à la même séance plutôt qu'à un intervalle plus ou moins long. Il faut opérer rapidement pour diminuer l'anesthésie. Le chirurgien peut par exemple amputer un membre pendant qu'un aide se charge de l'autre membre. Bataille (de Rouen), a publié en 1906, dans la « Revue Médicale de Normandie », le cas d'un homme qui eut les 2 cuisses écrasées par un

______

(1) Delon. Des amputations simultanées dans la continuité des membres inférieurs. Thèse de Lyon, 1891, inspirée par Poncet.

wagon. Il fit l'amputation double 48 heures après l'accident et il obtint un beau succès.

Dans les écrasements des membres, l'amputation faite pour couper court à l'infection exige certaines précautions révélées par la pratique journalière, qu'il nous semble utile de préciser ici.

Elle doit être pratiquée tout d'abord avec le minimum d'anesthésie, car à ces moments, la sensibilité est fort émoussée. C'est *l'éther* qu'il faut choisir de préférence car ses inhalations, ont en même temps une influence heureuse sur l'état général du blessé.

Mais lorsque le sujet est âgé ou qu'il présente des complications pulmonaires il faut se contenter du chloroforme. Quant à la rachistovaïsation à la dose de 5 centigrammes pour les interventions sur le membre inférieur, elle est d'un maniement plus délicat et donne des résultats inconstants.

L'hémostase faite soit par la bande de Houzé (1) ou la compression digitale, tout est prêt pour l'amputation. *Elle sera faite résolument en tissu sain.* Il faut tailler assez haut, « en plein drap » sans quoi, assez fréquemment, la gangrène des lambeaux s'installe, qui vient nécessiter une deuxième intervention. En effet les tissus du pourtour de l'écrasement sont suspects pour deux raisons; ils sont souvent en état de stupeur locale, état précaire caractérisé par la parésie et le refroidissement qui les prédispose à la mortification, D'autre part en raison de la proximité du foyer de l'écrasement, ils sont guettés par l'infection. Tant qu'à intervenir mieux vaut opérer un peu plus haut pour être en toute sécurité. Les observations ne manquent pas dans la littérature médicale de gangrène des lambeaux consécutive à une amputation trop avare. Le cas suivant nous paraît typique.

---

(1) D'après Poncet, l'application de la bande de Houzé ne serait guère à conseiller chez les athéromateux ; elle exposerait à la gangrène du moignon.

OBSERVATION XXV (inédite).

(Due à l'obligeance de **M**. le professeur agrégé Bégouin.)

Ecrasement de jambe.— Amputation au foyer traumatique.— Sphacèle des lambeaux.— Nécessité d'amputation secondaire.

1896.— Charles T..., manœuvre, 54 ans, entre dans le service de M. le professeur Demons, pour écrasement de jambe. Il fut amputé quelques heures plus tard mais l'incision passa dans les tissus décollés par le traumatisme. Du sphacèle de la peau survint, l'os devint saillant: il fallut le scier plus haut.

5 mois plus tard, le blessé était encore au lit avec un court moignon de jambe dont la cicatrice adhérente au tibia et au péroné est mince, violacée, douloureuse. Cet homme ne pouvant se servir d'un pareil moignon, force fut de faire une amputation secondaire au-dessus de l'articulation du genou.

Dans ces amputations d'urgence, le *procédé circulaire est le meilleur.* Les amputations enseignées par les traités classiques constituent des opérations élégantes et donnent de bons moignons mais elles nécessitent une certaine expérience et leurs lambeaux sont plus sujets au sphacèle. La meilleure amputation est pratiquement la circulaire: (1) elle convient à tous les cas et d'autre part est à la portée de tous les praticiens: elle comprend la section de la peau, la section des muscles, la rugination du périoste, le sciage du squelette, la ligature des vaisseaux et l'excision des nerfs; le tout exécuté, comme nous l'avons dit, le plus vite possible.

Nous omettons à dessein dans ce résumé succinct de l'intervention son dernier temps habituel: les sutures. C'est en effet une recommandation capitale de ne point faire de sutures ici. Ni catguts, ni crins. *Le moignon doit être laissé béant*

(1) Pauchet (d'Amiens). Amputations utiles. *La Médecine des Accidents du travail,* février 1908.

ou très largement ouvert. On laissera les lambeaux s'accoler peu à peu par leur propre poids. Certes, la méthode aurait l'inconvénient de fournir un moignon aplati, difficile à accommoder aux appareils orthopédiques si l'on ne faisait pas au bout de quelques jours, lorsque tout danger de sphacèle a disparu, une compression raisonnable du moignon le rendant arrondi et régulier. Mais elle a l'énorme avantage de donner à l'écoulement des produits infectieux le maximum de facilité et d'empêcher ainsi la rétention et l'accumulation sous pression des sérosités septiques au foyer de l'amputation. Les deux observations suivantes confirment ces faits d'une façon impressionnante.

OBSERVATION XXVI (résumée)

(M. le professeur agrégé Guyot, chirurgien des hôpitaux.)

**Ecrasement du bras chez une enfant.—
Amputation.— Sutures. — Septicémie mortelle.**

En juillet 1901, on apportait à l'hôpital des enfants une fillette âgée de dix ans, victime d'un très grave accident. Une heure auparavant, en montant sur le rebord d'une fenêtre, elle était tombée dans le vide et dans sa chute avait rencontré le relief du balcon de l'étage sous-jacent. On la releva inanimée, le membre supérieur droit à peu près détaché du tronc tandis que par la large plaie ainsi produite se faisait une hémorragie importante.

A son arrivée à l'hôpital, *l'enfant était très choquée* : pâleur de la face, refroidissement général, pouls très rapide et absolument incomptable, état de stupeur.

Au point de vue des lésions elles-mêmes, le bras est absolument broyé, les muscles en bouillie; l'humérus écrasé en plusieurs fragments; le paquet vasculo-nerveux a été arraché par la violence du traumatisme et le membre supérieur droit n'est plus rattaché à l'épaule que par quelques fibres musculaires et tendineuses et un pont de peau de 2 centimètres environ de largeur. Cette vaste plaie est souillée par des débris de vêtements ainsi que par des corps étrangers et poussières provenant du sol.

Après avoir pratiqué successivement une injection de caféine, de sérum antitétanique et de sérum artificiel de 500 cc, nous procédons à une désinfection minutieuse de la plaie.

Les phénomènes de choc ayant bientôt considérablement rétrocédé, nous nous décidons à intervenir et pratiquons sous chloroforme une amputation de bras au tiers supérieur. Les muscles paraissant sains et rassuré par le large lavage que nous avions fait, nous suturons les muscles puis la peau en plaçant un drain de la grosseur du pouce. Notre intervention fut de courte durée et bien supportée.

Chez cette fillette, l'amputation ne pouvait pas être discutée, étant données les lésions. Mais ce qui pouvait l'être, c'est la technique que nous crûmes devoir suivre en faisant l'opération classique avec divers plans de suture, alors que nous opérions *très près du traumatisme.* En apparence, sans doute, tous les tissus que nous réunissions paraissaient sains, mais la suite nous démontra le contraire.

Le lendemain, en effet, notre petite opérée commença à s'agiter ; la température s'éleva à 39°3. Le pansement fut défait: le moignon avait bon aspect, pas de sphacèle ni d'œdème; nous mettons un large pansement humide. Malgré cela, la fièvre persiste, la langue devient très rapidement sèche, les téguments subictériques et les urines rares malgré des injections de sérum et de spartéine.

Deux jours après l'opération, devant la persistance des phénomènes généraux, je me décide à faire sauter tous les points de suture ; je trouve alors sous une peau à peu près saine des muscles de coloration noirâtre en train de se sphacéler. La plaie est largement mise à jour et le tout enfoui dans un grand pansement humide que l'on renouvelle deux fois par 24 heures. Malgré cela, les accidents de septicémie ne rétrocédèrent pas et la petite malade mourut le cinquième jour après son accident.

OBSERVATION XXVII (Personnelle)

(Prise dans le service de M. le professeur agrégé Bégouin.)

Ecrasement de jambe par roue de tramway.— Amputation.— Sutures.— Phénomènes de septicémie grave.— Guérison tardive.

Le 17 mai 1909, à 6 heures du soir, en voulant descendre d'un tramway en marche, C... Jean, trente ans, a la jambe gauche broyée par les roues de la remorque. Pas d'hémorragie, mais il perd à peu près connaissance. On le transporte du Pont-de-la-Maye où a eu lieu l'accident à l'hôpital Saint-André.

Il arrive à 8 heures, il est choqué : pâleur, refroidissement des extrémités, pouls petit. La jambe gauche est complètement broyée à la partie moyenne. Ce n'est qu'une bouillie où crépitent les os. On ne sent pas la pédieuse. Désinfection minutieuse. Le lendemain matin le blessé est encore choqué : il est toujours pâle, le pouls cependant s'est un peu relevé et la température est normale. Mais M. le professeur agrégé Bégouin trouve qu'il est encore trop tôt pour intervenir.

Le soir à 5 heures le choc a disparu. Alors sur les indications du D' Bégouin, M. Rabère, médecin résidant, pratique l'amputation de jambe au lieu d'élection mais il termine par des sutures au lieu de laisser le moignon d'amputation béant.

A la visite du 19, le blessé raconte qu'il n'a pu dormir et qu'il souffre vivement du moignon. Le faciès est un peu jaune, terreux, la physionomie énervée. La température est montée à 38°6 et le pouls est devenu petit, rapide. On dépanse : le moignon commence à se sphacéler sans emphysème ni crépitation. On fait sauter immédiatement les points de suture, on irrigue la plaie à l'eau oxygénée chaude et on termine par des applications à plat de compresses humides modérément tassées et par un grand pansement compressif sans gutta.

Le 20, l'état général est celui d'un toxi-infecté grave qui inspire de sérieuses inquiétudes ; grand pansement à l'eau oxygénée.

Le 21 et les jours suivants l'état général se relève. Le blessé est sauvé. Mais à partir de ce moment s'établit une suppuration abondante, qui devient pyocyanique. En outre, fièvre hectique. Cette suppuration se tarit à la longue. A l'aide de bandelettes de diachylon, on rapproche les lambeaux.

La cicatrisation est lente. Ce n'est que 3 mois après l'accident que le blessé peut quitter l'hôpital muni d'un pilon.

Le pansement du moignon d'amputation doit être fait « à plat » par simple application de compresses imbibées d'eau oxygénée diluée. Il ne faut point tasser les compresses, il ne faut pas bourrer la cavité, ce serait aller au devant de la rétention et partant de la résorption des produits septiques. Tel est le cas du blessé de notre observation XIV qui à la suite d'un pareil pansement présenta des phénomènes de septicémie très inquiétants. On termine le pansement en entourant le moignon d'épaisses couches d'ouate retenues par un bandage non compressif.

Les pansements doivent être fréquents les premiers jours pour pouvoir bien surveiller la plaie. Ils doivent être précédés d'irrigations à l'eau oxygénée chaude diluée au tiers. C'est un bon antiseptique qui prévient la septicémie gangréneuse mais il aurait un inconvénient. L'observation a démontré que l'eau oxygénée dissout le catgut (1) et leur résorption trop hâtive peut faire craindre une hémorragie secondaire. Pour empêcher cet inconvénient, il suffit après le lavage à l'eau oxygénée d'arroser largement le moignon au cyanure ou à l'eau bouillie ou bien encore de se servir de soie en guise de catgut.

Lorsque la suppuration diminue, les pansements peuvent être renouvelés moins fréquemment car chaque application d'eau oxygénée retarde la cicatrisation en détruisant les cellules jeunes. La poudre de Lucas Championnière, poudre antiseptique et absorbante, donnera de bons résultats à ce moment.

Pour nous résumer, nous dirons que l'amputation nécessitée par l'écrasement des membres doit être faite sous le moins d'anesthésique possible. Elle doit être pratiquée assez haut au-dessus des lésions et la tranche de section doit être laissée très largement ouverte.

Addendum. — Pour ces écrasés qui quittent l'hôpital après amputation, Imbert répudie énergiquement l'usage du pilon auquel il ne reconnaît qu'inconvénients. C'est d'abord la raideur du membre qui gêne certains travaux, la dureté des points de contact avec le moignon, sa grande infériorité au point de vue moral sur la jambe artificielle. Si la plupart des chirurgiens préfèrent encore le pilon, c'est sous le prétexte qu'il revient moins cher mais comme il faut le réparer ou le changer tous les ans environ, il est aussi avantageux tout compte fait de se procurer un membre artificiel (Thèse Masini).

(1) Danger signalé par Camille Moreau. *Bulletin de l'Académie Royale de Médecine de Belgique*, janvier 1900 et prouvé expérimentalement par Vigot. *Année Médicale de Caen*, 10 septembre 1901.

B. — CAS OU LE MEMBRE A CONSERVÉ SA VITALITÉ

On peut conserver. --- Importance des premiers pansements.

Mais dans tous les écrasements, le membre ne s'impose pas comme irrévocablement perdu. A côté des cas où il est littéralement amputé par le traumatisme, à côté de ceux où le broiement des vaisseaux et des nerfs ne laisse plus qu'un cadavre local, il existe toute la gamme des formes intermédiaires entre la fracture ouverte grave et le grand écrasement. Dans ces cas, le segment sous-jacent a conservé sa vitalité et l'on est par suite en droit d'en espérer la restauration.

Quel sera pour le chirurgien le signe de certitude qui viendra lui permettre de tenter cette conservation? Il l'aura lorsque explorant du doigt les artères du membre, il reconnaîtra que ce membre a conservé sa chaleur et sa sensibilité. Dans ces cas, le paquet vasculonerveux a été épargné par le traumatisme, l'écrasement est incomplet. Dans ces cas, le chirurgien est autorisé à risquer la vie pour essayer de conserver le membre.

Conservation d'ailleurs n'est point du tout synonyme d'abstention et nous ne saurions mieux faire que de reproduire ici les paroles de M. Nimier au Congrès de chirurgie de 1905 (1).

« Conserver un membre traumatisé pour le chirurgien moderne, ce n'est plus seulement ne pas l'amputer et faire simplement que ce membre ne périsse pas, c'est poursuivre la restauration de la forme de ce membre et, plus encore, le rétablissement de la fonction, ou, à son défaut, une suppléance fonctionnelle du segment traumatisé. Ce serait donc une grosse erreur que de confondre la conservation avec l'expectation pure et simple. En réalité, la conservation réclame plus d'activité chirurgicale que l'amputation; pansements, interventions, opérations fort variées, soins orthopédiques et soins médicaux. Voilà tout ce que doit éveiller l'idée de conservation. »

La désinfection du foyer traumatique qui avait déjà été minutieusement faite lors de l'arrivée du blessé, sera reprise « mit der pedantischten Sorgfalt », avec la plus pédantesque minutie, dit Volkmann (2); avec autant de soin que s'il s'agissait d'une laparotomie, dit Stefani dans sa thèse: « car les premiers pansements ont ici une importance capitale. Ce sont eux qui tranchent le sort du blessé et décident de la marche ultérieure de la plaie ». Nous ne redirons pas les différentes manœuvres qu'elle comporte, nous les avons suffisamment développées précédemment. La teinture d'iode, l'eau oxygénée, l'eau chaude à 40° devront être employées larga manu.

A ce moment, il faudra pratiquer tous les débridements et contre-ouvertures nécessaires pour drainer largement les clapiers que guette l'infection. *Le chirurgien pourra même dans certains cas avoir recours à quelques interventions dites conservatrices, telles qu'esquillotomie, suture osseuse, résection*

____

(1) Nimier, 1905 (117-118).
(2) Volkmann-Die Behandlung der complicirten Fracturen-chirurgie Leipzick 1877.

L'esquillotomie consiste en l'ablation des fragments osseux résultant du broiement du squelette. Ils agissent en effet comme corps étrangers, irritent la plaie et entretiennent par leur nécrose d'interminables suppurations. On supprimera délibérément les esquilles libres, dont les connexions avec le périoste sont rompues et qui se trouvent fatalement vouées à la carie. Par contre, on pourra laisser les esquilles volumineuses qui adhérant encore largement au périoste pourront plus tard reprendre place dans la continuité des os, mais il faudra pour cela être sûr que les fragments osseux n'ont point été souillés.

La *suture osseuse* aussi peut se trouver de mise. Elle a pour but d'assurer le maintien en contact des fragments déplacés. On peut la réaliser de différentes façons: par l'enchevillement, par la ligature osseuse ou bien et c'est le procédé le plus employé à l'aide d'agrafes. Quelques agrafes de Jacoel-Dujarier peuvent compter dans l'arsenal chirurgical le plus modeste. Un vilebrequin et un marteau complètent l'outillage. On enfonce les deux bouts de l'agrafe dans l'os en frappant à petits coups avec le marteau et la suture est faite. Malheureusement, dans la plupart des cas, elle ne peut être employée. Il est rare qu'elle puisse être efficace dans les écrasements à fragments osseux multiples. En second lieu, appliquée en un foyer infecté, comme c'est le cas ici, elle aboutit, la plupart du temps à un échec complet. L'introduction dans la profondeur d'un corps étranger tel que fil d'argent ou agrafe favorise l'infection. La nécrose apparaît et la suture tombe lorsque la douleur n'oblige pas de la faire sauter. Roux de Brignoles a publié, il y a quelques années, un travail très documenté sur les sutures osseuses. Sur 100 sutures, toutes celles faites pour fractures ouvertes ne lui ont fourni que déboires. Aussi il y a complètement renoncé dans ces cas. L'observation XXXVII de notre travail relate un échec semblable.

La *résection* peut aussi devenir dans certains cas une

opération conservatrice heureuse. Elle sied en particulier, dans les fractures à esquilles multiples, dans les écrasements au niveau des articulations avec épiphyses brisées en nombreux fragments de toutes formes et de toutes grosseurs. Pour parer aux accidents infectieux qu'il faut considérer comme fatals à brève échéance, mieux vaut recourir immédiatement à la résection. Elle abrase des fragments ou des extrémités osseuses vouées à la nécrose et supprimant ces os souillés, laisse d'une part une grande brèche, une large porte de sortie pour les liquides septiques et d'autre part permet plus tard par rapprochement des fragments d'obtenir la guérison du membre par ankylose.

Ces résections donnent souvent d'excellents résultats, Poncet, en 1889, a publié 5 cas de résections osseuses pour écrasements qui guérirent par ankylose au bout d'un laps de temps moyen de 6 mois. Quénu, Delanglade, ont obtenu des résultats semblables. Nous intercalons ici l'histoire clinique d'un écrasé du coude guéri par résection osseuse.

OBSERVATION XXVIII

(M. le docteur Verdelet, Chirurgien des Hôpitaux)

***Ecrasement du coude par roue de wagonnet. — Résection
immédiate. — Suppuration. — Guérison.***

Le 30 mai 1902, est admis d'urgence à Saint-André, service de M. le professeur Demons, un homme qui vient d'avoir le coude droit écrasé par une roue de wagonnet. Le docteur Verdelet le voit l'un des premiers : l'état général est bon, le blessé n'est pas choqué mais localement le coude est broyé : nombreuses esquilles, parties molles très déchirées. La roue du wagonnet n'a produit de désordres qu'à ce niveau : le bras et l'avant-bras sont absolument intacts.

L'idée d'une amputation est repoussée : on tente la conservation mais assistée d'une résection atypique du coude. On détache les débris musculaires et un large drainage est installé.

Les jours suivants : suppuration et température autour de 38° mais pas de signes graves du côté de l'état général. La suppuration persiste longtemps et le blessé ne quitte l'hôpital que trois mois après l'accident. A ce moment, le coude jouit de mouvements encore peu étendus de flexion et d'extension mais six mois après, les résultats fonctionnels sont très satisfaisants.

Il est bon en terminant d'immobiliser dans une gouttière ce membre désossé et flasque que l'on veut conserver. On prévient ainsi les coudures et on favorise l'établissement d'une cicatrice régulière.

Mais après ce pansement fait avec toute la minutie désirable, le membre est encore loin d'être sauvé. Le chirurgien doit faire preuve d'observation et de décision. L'infection guette constamment la place pour s'y installer en maîtresse, la gangrène gazeuse peut apparaître et doit être dépistée le plus rapidement possible ; une surveillance minutieuse et continue s'impose donc pendant les premiers jours. Il faudra laver et panser quotidiennement d'abord pour diminuer peu à peu la fréquence des pansements. En effet, leur trop grand renouvellement s'oppose à la cicatrisation, d'autant plus que les antiseptiques nuisent gravement à la meilleure défense anti-microbienne: à l'activité cellulaire. Beaucoup de chirurgiens ont remarqué la rapidité du bourgeonnement des plaies embaumées et Larrey a raconté le cas de cet amputé de la Bérésina, dont il embauma le bras faute de charpie dans une peau de mouton. A l'arrivée à Strasbourg, quand on défit ce pansement, la plaie bourgeonnait et avait excellent aspect.

On ne doit pas oublier non plus de traiter l'état général. Il y a intérêt à nourrir ces blessés malgré leur fièvre et les diurétiques, les purgations ont un effet utile en favorisant l'élimination des toxines résorbées.

Nous parlerons peu des soins tardifs que nécessite la restauration fonctionnelle d'un membre écrasé (1). Immobilisé

(1) Delagenière (du Mans) préconise dans le *Journal de Médecine et de Chirurgie pratique* du 25 mars 1907, p. 226 la méthode de Bier comme traitement des membres écrasés, Delanglorde n'en a pas obtenu de résultats appréciables.

pendant de longs mois, il se trouve souvent atrophié, d'où nécessité de la mécanothérapie, des massages, de l'électricité. D'autre part il persiste souvent des ulcères atones de la peau qui malgré les pansements les plus variés ne manifestent aucune tendance à la cicatrisation. Des greffes de Thiersch-Ollier ou de Reverdin, sont appelées à rendre grand service dans ces cas.

Les contre-indications.

Mais tous les cas d'écrasement avec conservation de la vitalité dans le segment sous-jacent ne peuvent pas, ne doivent pas être résolus par la conservation. Souvent, le chirurgien doit s'écarter de cette règle dans la pratique et nous avons lieu de croire que nombre de chirurgiens s'en écartent souvent. Il paraît intéressant d'examiner les raisons de cette conduite, autrement dit d'en préciser les contre-indications. Elles nous semblent pouvoir être résumées sous deux chefs. Il ne faut pas conserver:

1o Lorsque le résultat fonctionnel que laissera la conservation doit être mauvais, surtout s'il s'agit d'un ouvrier.

2o Lorsque le blessé, parce qu'il est âgé, taré ou qu'il arrive longtemps après l'accident, est jugé incapable de supporter les frais d'une longue suppuration.

1° Lorsque le résultat fonctionnel que laissera la conservation sera mauvais, surtout s'il s'agit d'un ouvrier.

Il ne faut garder en effet que ce qui en vaut la peine. Lorsqu'on prévoit par avance que le résultat fonctionnel doit être mauvais, mieux vaut amputer d'emblée. Il faut épargner au blessé les menaces de septicémie, une hospitalisation de durée indéfinie, les souffrances d'une longue suppuration et de nombreux pansements et enfin la déception probable d'un résultat fonctionnel très défectueux. Or, la situation est très compromise lorsque le squelette est morcelé en esquilles et détruit sur un long segment. Le paquet vasculo nerveux peut subsister. Il n'en est pas moins certain que la pseudarthrose est dans ce cas le lot presque fatal qui atteint le blessé. Ce sont ces considérations qui ont dicté l'amputation dans le cas suivant :

OBSERVATION XXIX (personnelle)

(Prise dans le service de M. le professeur agrégé Venot, suppléé par le Dr Rabère.)

Ecrasement de jambe par roue de tramway.— Amputation quatorze heures après l'accident.-- Guérison.

Le 11 octobre 1910, à 8 heures du soir, F...., comptable, vingt-huit ans veut monter dans un tramway en marche, il manque son saut et la roue lui écrase la jambe droite. On le transporte à Saint-André.

Le blessé est moyennement choqué, il est agité, cause vite, le pouls est un peu rapide. La jambe droite est écrasée à sa partie moyenne. Notre camarade de garde, Got, retire de la plaie une esquille tibiale de 10 centimètres de longueur mais le pied est chaud et sensible.

Le lendemain matin, l'état général est bon. La figure du blessé est reposée, un peu pâle, la température est à 37 4, le pouls est ample. On fait au blessé une injection de sérum de Hayem, puis à onze heures on le porte à la salle d'opération. Le docteur Rabère a l'amabilité de nous faire appeler. Pendant qu'on fait respirer un peu de chloroforme au blessé, on examine les lésions. On est en présence d'un gros délabrement, les muscles sont réduits en une bouillie sanglante, le décollement de la peau remonte assez haut jusqu'au genou et le tibia fracturé en deux endroits présente une perte de substance de 10 centimètres mais le *paquet vasculo-nerveux tibial postérieur subsiste* ce qui explique la chaleur du pied. On peut hésiter ici en raison de cette intégrité des vaisseaux et des nerfs, mais conserver c'est exposer le blessé à de graves phénomènes de septicémie en raison de l'étendue des lésions et pour un bénéfice peu appréciable, car *en raison de cette perte osseuse, le membre est voué à la pseudarthrose.* Aussi le docteur Rabère préfère pratiquer l'amputation de jambe au lieu d'élection.

Le lendemain, quelques phénomènes de septicémie atténués Quelques points de sphacéle les jours suivants. Le blessé a pu quitter assèz vite l'hôpital après une suppuration peu abondante.

Il est aussi un facteur important que le chirurgien doit toujours prendre en considération quand il pose les indications opératoires: C'est *la position de fortune du blessé.* L'homme riche qui n'a pas à se soucier du lendemain et qui a les ressources de la fortune pour subvenir aux besoins de sa famille, qui plus tard, si le membre conservé ne jouit pas de tous ses mouvements, s'il est atrophié ou ankylosé pourra se payer le luxe des services d'électricité ou de mécanothérapie, celui-là hésitera longtemps avant de se résoudre au sacrifice de son membre. Pour lui, le fait capital n'est point de savoir si dans un temps plus ou moins long, il pourra gagner sa vie avec le membre blessé; avant tout il tient à le conserver. La prothèse aura beau donner des résultats satisfaisants, si le blessé entrevoit la moindre chance d'éviter l'opération, il se cramponnera à cet espoir de conservation, il insistera auprès du médecin pour que celui-ci attende du traitement et du temps sa guérison et dût-il rester plusieurs mois alité, ce sacrifice n'en sera pas un pour lui, assuré qu'il est de ne manquer de rien pendant le traitement. Cet homme préférera tout à l'amputation, même un membre imparfait, douloureux, inutile, gênant, qui lui aura demandé des mois de souffrances et de pansements mais qui sous la manche ou le pantalon aura encore silhouette d'un vrai membre « en chair et en os ».

Toute différente la situation chez les déshérités de la fortune. Pour le pauvre, pour l'ouvrier qui demande à la force de ses bras, au bon état de ses jambes le pain de chaque jour, il n'en est plus de même. Lui aussi désireux de conserver son membre songera tout d'abord à se garder contre toute tentative d'amputation. Mais la question d'esthétique lui importe peu et lorsque le chirurgien lui aura montré à combien de dangers la conservation l'expose, combien la guérison demande de temps et quel résultat imparfait elle donne souvent, il n'hésitera pas à faire le sacrifice d'un membre dont le médecin ne peut lui assurer le parfait fonctionnement. Il le fera d'autant plus résolument qu'il s'agira du membre inférieur, lorsqu'il saura que même avec une jambe de bois, il pourra se servir de ses bras et pourvoir à l'existence de sa famille. Car dans la médecine de l'ouvrier, temporiser c'est retenir l'homme à l'hôpital pendant des mois entiers et pendant ce temps, il ne touche que le demi-salaire pour nourrir sa famille, là où le salaire même entier est insuffisant. D'autre part, le patron paie ce demi-salaire, perte sèche pour lui, de sorte que ni ouvrier, ni patron, ne gagnent à cette longue hospitalisation. Si au bout de l'épreuve, le blessé doit se trouver avec un membre dont il ne peut se servir et qui l'empêche aussi d'avoir la pension maxima accordée à l'exérèse, il faut reconnaître que chez lui, la conservation aura été une mauvaise combinaison.

OBSERVATION XXX (personnelle)
(Prise dans le service de M. le professeur Villar.)

Ecrasement de jambe par roue de charrette. — Conservation. —
Suppuration secondaire. — Amputation tardive. — Guérison.

Le 6 mars 1909, à 4 heures de l'après-midi, F... Jean, cinquante et un ans, charretier à Mérignac, veut monter sur sa charrette chargée de 200 fagots, il tombe et la roue de la charrette lui écrase la jambe. On le transporte chez lui puis à Saint-André vers huit heures.

Le docteur Villar le voit. Le blessé n'est pas choqué bien qu'ayant assez perdu de sang. Localement, au niveau de la partie moyenne de la jambe droite, la peau est enlevée sur une largeur de plusieurs travers de doigts, les parties molles sous-jacentes sont dilacérées. Au fond de la plaie, on aperçoit des caillots sanguins, quelques esquilles et les deux fragments du tibia. On est en présence d'une fracture ouverte de la jambe droite avec attrition des parties molles mais *les vaisseaux et nerfs sont respectés*. La sensibilité et la chaleur du pied sont conservées et on sent battre la pédieuse et la tibiale postérieure. Grands lavages à l'eau oxygénée, régularisation, pansement humide oxygéné.

Le lendemain, l'état du blessé est bon.

Le 8, un peu de fièvre.

Le 9, on transporte le blessé à la salle d'opération, on défait le pansement pour la première fois depuis l'accident et sous chloroforme on réunit les fragments osseux par deux agrafes de Jakoël, puis on régularise les tissus voisins et on ferme après avoir placé deux drains. Pansement humide, gouttière en carton et scultet.

Le soir même, la température est à 38°6, elle est à 39° le lendemain et elle reste élevée les jours suivants. On repanse : abondante suppuration pyocyanique, sphacèle limité de la peau, nécrose du tibia, les agrafes tombent. L'état général reste bon.

Sur ces entrefaites, le blessé fait un érysipèle de la face. Vers le 15 avril, soit un mois et demi après l'accident, la plaie suppure toujours abondamment. M. le professeur Villar promet au blessé de lui conserver son membre mais le prévient que ce traitement demandera assez longtemps, aussi le blessé, qui n'est pas de situation aisée, préfère en finir et réclame une interventin radicale, l'amputation au besoin. Le 19 avril, *sur les instances du blessé* qui souffre toujours, et commence à maigrir, devant la plaie qui, malgré le bourgeonnement des tissus n'avait pas grande tendance de cicatrisation, devant les 2 fragments d'os qui se nécrosaient, et le raccourcissement très notable de la jambe, (14 cm), on décide l'amputation. Elle est faite au tiers inférieur de la cuisse.

Quelques jours plus tard, le blessé sort guéri.

Comparons le fait de cet ouvrier à la jambe écrasée qui devant les lenteurs de la conservation et l'incertitude du résultat fonctionnel réclame instamment l'amputation à celui de cet élève de service de santé navale, (obs. XXXVI) qui ayant l'avant-bras droit broyé, attend avec anxiété chaque jour la parole du chirurgien qui lui promet la conservation et nous comprendrons combien est juste la phrase de Reclus : «Il y a la médecine des pauvres et la médecine des riches, la chirurgie à l'usage des travailleurs et la chirurgie à l'usage des oisifs. (1)».

2° Lorsque le blessé, parce qu'il est âgé, taré ou qu'il arrive longtemps après l'accident est jugé incapable de supporter les frais d'une longue suppuration.

Par la temporisation, on a pu voir, dans un certain nombre de cas, la fièvre hectique s'établir et nécessiter une amputation, que l'on avait différée dans l'espoir d'un meilleur résultat. Très souvent alors, cette dernière opération, elle-même dirigée sur un blessé affaibli, épuisé par cette longue lutte contre la suppuration n'est plus qu'une étape vers l'issue fatale ; elle ne devient plus que la chiquenaude fatale qui abat le blessé. Il est donc préférable pour le chirurgien, d'amputer d'emblée lorsqu'il juge le blessé incapable de supporter cette longue suppuration. Il trouvera cette indication chez les gens constitutionnellement tarés, chez les gens âgés et chez ceux qui arrivent à l'hôpital de longues heures après l'accident et chez lesquels les phénomènes septiques promettent d'être graves.

Tares pathologiques. — Paget et Verneuil (2) ont montré que l'état constitutionnel d'un blessé est une chose de première importance dont il faut toujours se soucier. Les bles-

(1) Reclus. *Journal des Praticiens*, 17 octobre 1908.
(2) Verneuil. Traumatisme et infections 1886.

sés, atteints de tares pathologiques, de diabète, d'alcoolisme, de tuberculose, de brightisme, supportent mal l'intervention et il peut sembler que chez eux, on doive systématiquement l'écarter, mais ils supportent encore plus mal la conservation. La longue suppuration qui s'établit affaiblit considérablement l'organisme et aboutit à la dégénération amyloïde des viscères et du rein et finalement à la mort. Aussi nous pensons que chez ces blessés il est préférable de couper court par une amputation aux processus infectieux qu'ils peuvent moins que tous les autres supporter.

C'est le cas des diabétiques; Charrier qui en cite deux cas dans sa thèse conclut : qu'il est naturel de chercher chez eux la suppression d'un foyer anfractueux, suppurant et infecté, milieu tout préparé pour des accidents d'autant plus graves qu'il s'agit d'un taré. Si le coma est à craindre, par l'amputation, l'issue fatale peut être encore plus certaine par l'expectation».

Les alcooliques aussi sont des blessés déplorables qui supportent très mal la suppuration et la toxiinfection. Colle Petit en relatent un cas typique dans l'*Echo Médical du Nord* du 23 avril 1906. En voici un autre exemple :

OBSERVATION XXXI

(Due à l'obligeance de M. le professeur agrégé Bégouin.)

Amputation traumatique de jambe par écrasement chez un alcoolique. — Conservation. — Septicémie. — Amputation tardive. — Mort.

En 1896, entre à Saint-André un homme, alcoolique invétéré, qui vient d'être pris sous une roue de camion. Il a perdu beaucoup de sang.

Il arrive choqué, présentant une amputation traumatique de la jambe gauche. Le genou est ouvert et seules quelques fibres relient encore la jambe à la cuisse On complète la section et on lie la fémorale à l'anneau.

Les jours suivants, la septicémie et la suppuration apparaissent. Devant l'altération rapide de l'état général, on pratique le dix-huitième jour l'amputation de cuisse pour supprimer le foyer d'infection.

La fièvre tombe mais trois jours après le blessé succombe avec phénomènes de dyspnée croissante et albumine dans les urines. A la nécropsie, on trouve un foie chamois, un rein très graisseux. Le blessé est mort d'urémie favorisée par l'infection. Il eut été préférable d'amputer d'emblée chez cet homme taré par l'alcool, dont le foie et le rein étaient insuffisants.

Les tuberculeux aussi paraissent relever des mêmes indications. Sans doute l'opération est un grave trauma pour un bacillaire mais une résection pour tumeur blanche l'est aussi ce qui ne l'empêche pas de donner de bons résultats.

Loison a publié en 1904, dans le *Marseille Médical*, l'histoire d'un écrasement ayant atteint un soldat tuberculeux. Il voulut tenter la conservation mais le blessé s'épuisa peu à peu et mourut; il regrette somme toute, de ne pas l'avoir amputé primitivement; l'opération faite en temps et lieu lui aurait probablement sauvé la vie. Voici d'ailleurs cette observation résumée.

OBSERVATION XXXII (résumée)
(Loison. *Marseille Médical*, 15 janvier 1904.)

Ecrasement des deux pieds par roue de wagon chez un bacillaire à la deuxième période. — Tentative de conservation. — Infection et altération rapide de l'état général. — Amputation. — Mort.

Il s'agit d'un brigadier d'artillerie coloniale, âgé de vingt-sept ans, fatigué par deux séjours coloniaux et atteint de tuberculose pulmonaire à la seconde période.

Le 31 juillet 1903, en voulant monter dans un train en marche, il tombe sous les roues d'un wagon qui lui écrase les deux pieds. On le porte à l'hôpital militaire. Il arrive choqué

Le lendemain, l'état général s'est relevé. Le docteur Loison se contente d'enlever les parties du pied complètement détruites puis après lavages antiseptiques, il pratique l'embaumement à la Reclus.

A partir du 2 août l'infection et la septicémie s'installent. Le 6 août, l'avant-pied droit étant momifié, on sépare le mort du vif au niveau du Chopart. Mais l'état général s'aggrave rapidement. Jugeant le blessé trop affaibli par sa tuberculose pulmonaire pour espérer le voir résister à une longue suppuration, le docteur Loison pratique le 13 août l'amputation de la jambe droite au lieu d'élection.

L'infection continue au niveau de ce moignon et du pied gauche. Les lambeaux se sphacèlent, l'état général s'altère de plus en plus, les lésions pulmonaires progressent rapidement. Le 24 août, on ampute la jambe gauche à son tour. Mais l'état général n'en continue pas moins à s'aggraver. Le blessé est trop intoxiqué, et il meurt le 3 septembre.

L'Age avancé. — Il ne faut pas non plus trop se fier à la conservation chez les vieillards. En effet, tous les organes sont plus ou moins fatigués ou usés, le foie et le rein sont des émonctoires devenus insuffisants et par conséquent incapables de fournir une fonction utile lorsque l'infection menace l'organisme. Il en résulte que la septicémie ,la gangrène ont une prise énorme sur ces constitutions précaires. D'autre part, en supposant que l'organisme sorte victorieux de cette lutte contre l'infection, la restauration chez le vieillard a moins de chances d'être rapide et parfaite par suite d'une vitalité inférieure et la consolidation osseuse lorsqu'elle se produit n'apparaît que tardivement.

Répondent aussi à la même contre-indication, **les écrasements amenés au chirurgien, plusieurs heures, un ou deux jours après l'accident**, donc très infectés. Chez ces blessés, le foyer de l'écrasement est resté souillé ou a été mal désinfecté. Les phénomènes de septicémie sont fatals et ils s'annoncent comme très graves. Mieux vaut résolument dans des cas semblables en finir tout de suite par une amputation au lieu d'élection. Lejars est tellement pénétré de ce principe qu'à son avis, dans ces cas, « l'amputation devient le plus souvent, une mesure de salut qu'il faut savoir prendre à temps ». C'est la vie qu'il faut sauver et l'exérèse radicale et précoce est souvent le meilleur parti à prendre.

Causes qui nécessitent une intervention ultérieure.

L'INFECTION ET L'IMPOTENCE FONCTIONNELLE

La conservation d'un membre écrasé ne se poursuit pas sans aventures. C'est une grosse responsabilité que s'est assumée le chirurgien. Pendant quinze jours, la vie du blessé est menacée par de graves complications infectieuses: septicémie, gangrène gazeuse, tétanos. Il importe de connaître la conduite à tenir en présence de pareilles complications. Ne viennent-elles pas créer des indications opératoires? Ne viennent-elles pas forcer la main du chirurgien et dans quels cas?

Prenons l'éventualité la plus fréquente, celle des phénomènes de **septicémie simple**. C'est aussi la plus embarrassante; la température est élevée avec une légère rémission le matin, le pouls est rapide, le membre sécrète une sérosité abondante qui n'est pas encore du vrai pus. Ces phénomènes sont la règle chez les écrasés dont on n'a pas supprimé le foyer traumatique. Mais quels sont les signes particuliers qui indiquent avec fidélité, que la septicémie est en train de vaincre l'organisme? Quels sont les symptômes qui trahissent de façon nette la défaillance du sujet et attestent qu'il est temps de lui venir en aide? Ici, c'est surtout affaire de sens clinique.. C'est le chirurgien qui dans chaque cas particulier devra juger du degré de résistance du blessé et de l'opportunité d'une intervention. La fièvre en elle-même ne nous paraît pas une indication formelle de l'intervention même lorsqu'elle s'élève à 39. Si en même temps l'état général se maintient, si le pouls reste bon, la langue humide, et si le blessé s'alimente, on peut attendre.

L'altération rapide de l'état général a une tout autre importance.

Lorsqu'avec les oscillations de la température, on constate la rapidité et la faiblesse du pouls, lorsque le facies devient terreux, que les traits s'altèrent, que l'amaigrissement se produit rapidement, que le blessé souffre, qu'il est agité. anxieux, sans appétit et sans sommeil, lorsque surtout la langue se sèche, alors il n'y a plus d'hésitation: il ne faut pas attendre le frisson pyohémique; il faut intervenir. Localement, on trouve une plaie opératoire de mauvais aspect, terne, atone et par où s'écoule une suppuration fétide, d'odeur faisandée.

Telle paraît être à notre avis la règle de conduite la plus sage. Le coefficient personnel du blessé doit ici avant tout entrer en ligne de compte. S'il se maintient bon, on peut attendre. Si l'état général s'altère rapidement, le signal d'alarme est tiré; il faut arrêter la conservation et il faut l'arrêter le plus vite possible. Tout à l'heure, il sera trop tard et le blessé épuisé par la toxi-infection ne pourra plus supporter le choc opératoire. Son organisme restera imprégné par les produits septiques dont les effets persisteront et mèneront le blessé à la mort.

OBSERVATION XXXIII

(Due à l'obligeance de M. le Professeur agrégé Bégouin.)

Écrasement de jambe par chute de fût. — Type fracture compliquée grave avec attrition des tissus. — Essai de conservation. — Septicémie. — Amputation. — Mort de toxi-infection.

Le 24 novembre 1907, L.... Jean, charretier, 63 ans, a la jambe

droite écrasée par la chute d'un fût plein Il entre à l'hôpital
en état de choc prononcé. On est en présence d'une écrasement
de la jambe, type fracture compliquée grave avec attrition des tissus. On a une vaste brèche par où font hernie des masses musculaires. Le tibia et le péroné sont brisés à 2 travers de doigt au-
dessus des malléoles. Le segment sous-jacent est chaud et sensible.

Aussi le 25, on tente la conservation. Désinfection soigneuse.

Le 26, le blessé se plaint, la respiration est plus fréquente,
la température et le pouls s'élèvent. C'est la septicémie. Elle
s'aggrave encore le jour suivant sans aucun signe de sphacèle ni
de gangrène gazeuse. Le 28, même état général; localement, on
sent une odeur de putréfaction, des phlyctènes noirâtres se forment
sur la peau.

Le 29, on pratique l'amputation. Mais c'est trop tard. Le blessé
meurt le lendemain avec des phénomènes de délire et de conges-
tion pulmonaire septique.

La gangrène gazeuse est une complication encore plus redoutable. On ne doit pas avec Salleron proclamer son « incu-
rabilité absolue » et renoncer à toute thérapeutique. Il y
a des guérisons. Deux solutions se présentent (1); ou bien
continuer la conservation à outrance en s'aidant d'incisions
et de grands lavages; ou bien supprimer le foyer d'infection au prix de n'importe quel sacrifice. En tout cas, il
faut agir vite.

Quand on croit pouvoir employer la conservation, on
fait de larges et multiples débridements au bistouri ou mieux
au thermocautère remontant jusqu'à la limite de l'infiltration gazeuse, la dépassant même. On ouvre ainsi une série
de voies de drainage pour les gaz et pour les sérosités.
On pratique ensuite de grands lavages à l'eau oxygénée qui
dégageant son oxygène au contact des matières organiques
est un agent presque spécifique de la septicémie gangréneu-

(1) Testevuide. Traitement des gangrènes gazeuses dans les fractures compliquées. Thèses de Paris, 1896-1897.

se. On l'injecte dans toutes les incisions, on la pousse sous toutes les anfractuosités; il revient une abondante mousse gazeuze entraînant des débris noirs sphacélés. On place des drains et on applique un grand pansement humide à l'eau oxygénée.

On peut aussi, pour opposer une barrière à l'infection, faire dans la portion saine du membre une bague d'injections hypodermiques et musculaires d'oxygène (Thiriar) (1) ou d'eau oxygénée (Pluyette).

Il faut l'avouer, leurs efforts sont parfois couronnés de succès (2) Chaput et Pluyette en 1900, Terrier, Bichat, Souligoux, Caillard, Dubar ont cité des cas heureux, mais il s'agit alors de gangrènes gazeuses torpides, à virulence atténuée, sans tendance à l'envahissement. Tels, sans doute, les 7 cas signalés par Thiéry au Congrès de chirurgie de 1905 et guéris par les moyens médicaux.

Malheureusement ces succès sont exceptionnels. Aussi certains conservateurs à outrance, comme Dambrin, reconnaissent que « lorsque l'envahissement est rapide et surtout étendu, que l'état général est mauvais, l'hésitation n'est pas permise; il ne faut pas hésiter une minute à opérer». Imbert pour sa part considère la septicémie gangréneuse comme une complication ultragrave et il conseille formellement l'exérèse dans ces cas. Il faut amputer vite et amputer loin, Maisonneuve donna une fois un exemple de rapidité chirurgicale en sectionnant les parties molles pendant qu'un aide courait chercher la scie. Il faut aussi opérer haut, dépasser très largement, les limites de l'emphysème. Trélat a montré par deux observations que l'infiltration et l'altération musculaires remontent souvent plus haut qu'on ne l'imagine. La méthode a donné un certain nombre de cas de guérison. La *Revue de Chirurgie* en a publié plusieurs, ces dernières années. Malheureusement quelquefois, malgré la hâte du

(1) Thiriar. 28 mai 1901. Académie de Médecine de Belgique.
(2) Dussauze. Du traitement des septicémies gazeuses par l'eau oxygénée. Thèses de Paris, 1901-1902).

chirurgien, malgré surtout la précaution de franchir bien au-delà les limites du mal, l'amputation n'empêche pas l issue fatale.

OBSERVATION XXXIV. (Personnelle).

(Prise dans le service de M. le Professeur Demons.)

Écrasement du pied par roue de locomotive. — Amputation de jambe. — Gangrène gazeuse. — Mort.

1910. — Il s'agit d'un employé de chemin de fer qui a eu le pied droit écrasé par une locomotive.

L'hémorragie a été abondante.

Il arrive choqué à Saint-André, le pouls est très faible. Localement, on a un traumatisme étendu à la moitié inférieure de la jambe gauche, la plaie est déchiquetée, contuse et le pied ne tient plus à la jambe que par quelques tendons que l'on sectionne. On désinfecte la plaie et on remonte le blessé par des toniques et des injections de sérum Puis le blessé réchauffé est porté à la salle d'opérations où le chef de clinique pratique l'amputation de la jambe.

Elle n'a pas été faite assez haut. Le lendemain, le blessé délire. La température est à 40b,2, le moignon est vivement douloureux. on y remarque une coloration noirâtre, violacée, une tuméfaction crépitante avec sonorité à la percussion. C'est: la gangrène gazeuse que l'on traite par de larges débridements au thermacautère.. Le blessé s'éteint le soir même.

C'est particulièrement quand on a affaire aux formes galopantes que tout traitement est réduit à néant. L'extension est dans ces cas tellement rapide, que l'on assiste pour ainsi dire à la progression du mal. Dans l'espace d'une heure, Triffaud l'a vu s'avancer de 15 cm le long de la saphène. En résumé, en présence de la gangrène gazeuse, on doit commencer par faire au thermocautère de multiples incisions de décharge et par laver à fond à l'eau oxygénée. Si la gangrène ne semble pas se limiter, on ampute et on laisse le moignon très largement ouvert.

Le traitement du **tétanos** prête lieu à moins de différends. Ici lorsque l'infection se manifeste extérieurement par les premières contractures, le bacille a déjà déversé dans l'organisme une dose souvent mortelle de toxines. Aussi la discussion n'est guère de mise. Les uns voulant lutter jusqu'au bout amputeront pour supprimer le foyer de l'écrasement laboratoire de toxines microbiennes; les autres conserveront et le résultat dans les deux cas, dit Imbert, sera sensiblement le même: l'immense majorité des malades succombera. Forgue a perdu un malade qu'il avait amputé la veille du jour où apparut le trismus, il était donc en avance d'un jour sur les symptômes, le blessé n'en succomba pas moins.

/ La **gangrène simple du membre par oblitération vasculaire** commande aussi l'amputation. En effet, dès l'instant que cette gangrène est avérée, le membre apparaît forcément perdu et il n'est aucune bonne raison pour prolonger une conservation impossible. Ici ce n'est pas comme dans les gangrènes séniles ou diabétiques où l'on doit attendre la limitation de la gangrène; elle s'arrêtera évidemment au niveau du traumatisme. On amputera donc vite sans attendre que le membre gangrené devienne le point de départ de résorptions septiques les plus dangereuses pour le blessé.

Certaines circonstances particulières viennent aussi à la période tardive forcer la main du chirurgien. Nous voulons parler de cette *impotence fonctionnelle* qui est souvent le lot réservé à ces membres écrasés. Il a fallu des mois pour obtenir la cicatrisation et puis, lorsqu'elle est obtenue, lorsque l'ouvrier veut se remettre à l'ouvrage, il constate que le membre si péniblement conservé par ce traitement délicat et interminable est plutôt

nuisible qu'utile. Tantôt il est couturé de cicatrices, ankylosé en flexion ou extension atrophié et sans force. Tantôt il
est déformé, ballant, inutilisable. Aussi il arrive que les
blessés, surtout les ouvriers, devant l'impotence avérée de leur membre, viennent demander l'ablation d'un
membre conservé avec tant de peine. Et on a l'humilia-
tion de finir par amputer un membre que pendant de longues
semaines on s'est ingénié à conserver. Voilà comment se termine souvent en fin de compte l'aventure conservatrice. Il faut
se résoudre dans ces cas à sacrifier le membre malade,
à faire en quelque sorte de la conservation fonctionnelle
aux dépens de la conservation anatomique.

OBSERVATION XXXV   (résumée).

Lejars. *Bulletin Médical,* 1897, n° 93.

A la fin du mois de juin, Lejars eut à soigner un homme de
50 ans qui avait le bras droit écrasé. L'humérus était divisé en
nombreux fragments mais les vaisseaux et nerfs étaient respectés.
Lejars jugea trop dure la désarticulation de l'épaule. Régularisation, suture, plâtré.

Deux mois et demi après, au début de septembre la cicatrisation
était très avancée mais la consolidation ne l'était pas du tout.
Il existait une large dépression circulaire au niveau de la fracture
et la peau épaissie et doublée d'un tissu cicatriciel résistant paraissait recouvrir seule l'humérus.

En octobre, première intervention réparatrice. Le foyer osseux
fut découvert, plusieurs fragments nécrosés extraits et les 2 bouts
de l'os enchevillés. Il n'y avait pas moindre trace d'os nouveau
et seulement une épaisse gangue fibreuse de consistance extrêmement
dure autour des débris de l'humérus.

Un mois et demi après — aucun progrès dans la consolidation,
deuxième intervention; résection de 3 cm d'os puis enchevillement
des fragments.

La consolidation ne se fit pas. De plus, la main et l'avant-bras étaient devenus le siège d'un œdème dur qui créait une impotence complète. En désespoir de cause, Lejars pratiquait en avril une amputation intradeltoïdienne et en juillet le blessé quittait l'hôpital guéri et pourvu d'un appareil prothétique de Gripouilleau. Ainsi donc toute une année d'efforts et de patience avait été perdue.

En définitive, et c'est ici le bilan thérapeutique de l'écrasement des membres, il faut amputer tous les membres perdus et voués à la mort. Il faut sacrifier aussi ceux qui ont conservé leur vitalité mais dont le résultat fonctionnel sera mauvais et ceux qui se produisent chez les blessés, incapables de faire les frais d'une longue suppuration. Si l'on songe que plus tard, fréquemment, l'infection et l'impotence fonctionnelle viennent forcer la main du chirurgien on s'aperçoit qu'il reste bien peu d'écrasements qui puissent être conservés. « Je n'estime pas, dit Imbert, que l'on doive faire la conservation à outrance, et je pense qu'ici comme ailleurs une formule absolue est dangereuse et que les indications de la clinique sont variables pour chaque cas. Je considère la conservation comme l'idéal du traitement dans les fractures des membres par écrasement, cependant j'ai dû amputer 11 fois sur 12 ». On peut donc conclure avec Imbert qu'en matière d'écrasements de membres « conserver est bien l'idéal mais qu'amputer reste le plus souvent la réalité. »

Nous avons à dessein laissé de côté les *écrasements de doigts et même de main et d'avant-pied* qui n'entrent pas dans le cadre des écrasements de membres comme nous l'avons bien précisé au début de notre travail. Ces écrasements périphériques sont de pronostic tout différent. Ici, il y a peu de choc, et il n'y a pas de danger pour la vie du blessé. *C'est ici que la conservation réussit parfaitement.*

Aussi la conservation doit-elle être tentée presque systématiquement. Mais ce qu'il faut faire, c'est de la conservation fonctionnelle, autrement dit guidée par le sens des résultats définitifs utiles. C'est ainsi qu'au pied, il peut y avoir intérêt à être plus radical, l'essentiel étant d'avoir un bon point d'appui pour la marche. Au contraire, il faut être conservateur à outrance pour la main et surtout pour le pouce. A lui, on ne touchera jamais, du moins primitivement, car le moindre moignon, même immobile pourra servir à la préhension, ébaucher la pince d'écrevisse et saisir les objets menus. Cette règle est applicable aux autres doigts et à leurs métacarpiens mais moins strictement et Reclus (1) reconnaît que chez les ouvriers, lorsque l'écrasement a ouvert les articulations, déchiré les tendons, il est préférable d'intervenir : on diminue le séjour à l'hôpital et on n'arrive pas au résultat suivant : doigts ankylosés, inutiles et encombrants qui s'accrochent aux objets environnants et amorcent parfois de nouveaux accidents.

---

(1) Reclus., *Journal des Praticiens,* 17 octobre 1908.

LES ÉCRASEMENTS DU MEMBRE SUPÉRIEUR

Si les écrasements des membres supérieur et inférieur sont présidés par la même étiologie, en revanche, ils n'ont pas la même fréquence, ils ne comportent pas la même gravité et ils présentent peut-être une thérapeutique un peu différente, autant de raisons qui nous semblent justifier une étude particulière des écrasements du membre supérieur.

Tout d'abord ils sont *moins fréquents*. Parmi nos observations, nous trouvons pour 28 broiements du membre inférieur, 12 écrasements du membre supérieur, car le membre supérieur en raison de la mobilité plus grande de ses articulations et de son indépendance d'avec le sol est moins exposé à la mutilation par roue de wagon ou de tramway. Il faut dire par contre qu'il est plus souvent victime d'accidents par engrenage industriel.

Les écrasements du membre supérieur sont aussi *moins dangereux* que ceux portant sur le segment homologue du membre pelvien. Le choc est souvent moins prononcé et le pronostic vital moins sombre.

Mais *la différence essentielle entre les deux membres réside en leur conformation et en leur utilité différentes.* Tous deux sont composés de segments homologues, mais façonnés et articulés de façon à rendre des services bien différents. Au membre supérieur, les os sont frêles, les articulations mobiles, permettant tous les mouvements. Au membre inférieur, les os sont solides, les articulations massives ne donnant guère que la flexion et l'extension. En haut, tout est fait pour la justesse et la rapidité des mouvements, en bas, tout est approprié en vue de la résistance au poids à supporter.

Le membre inférieur ne sert qu'à soutenir le poids du corps et à marcher.

S'il se trouve supprimé par un traumatisme, la prothèse pourra néanmoins donner au blessé un appareil perfectionné qui lui permette de vaquer à son travail. Ici, ce n'est pas un membre délicat mais un support solide qu'il faut. C'est donc ici que la prothèse servira utilement et c'est ici que le chirurgien éprouvera le moins d'hésitation à agir radicalement quand la nécessité l'exige.

Le membre supérieur au contraire a deux usages différents de toute importance : la préhension et le toucher. Chacun des deux membres supérieurs est même plus ou moins spécialisé et indépendant fonctionnellement de l'autre dans les usages et travaux de la vie. La prothèse n'a pu trouver et ne trouvera jamais le moyen de donner le tact à ces appareils artificiels ni de rendre la préhension sûre et facile. Le résultat de la prothèse ne saurait être qu'imparfait au membre supérieur.

Cette distinction entre les deux membres se manifeste aussi au point de vue médico-légal. La fonction du membre supérieur étant bien plus importante, la perte de ce membre réduit au maximum la capacité professionnelle de l'individu qui la subit, elle entraîne donc pour le patron ou la Société un maximum de frais.

La conclusion qui se dégage de ces faits au point de vue thérapeutique, c'est que *la conservation devra être bien plus systématiquement cherchée au membre supérieur qu'au membre inférieur*. Il faudra au membre supérieur conserver le plus souvent possible et le plus possible. Non pas qu'il faille faire de la conservation « quand même ». Pas plus ici qu'ailleurs. Lorsque le membre est bien perdu, soit qu'il ait été amputé par le traumatisme, soit qu'il reste froid et insensible, sans pouls artériel, il faut opérer mais dans les cas douteux, où le segment conserve sa vitalité, lorsqu'on a l'espoir et des chances de pouvoir obtenir la conservation, il faut la tenter. Si rien n'est menaçant, on pourra ne pas amputer immédiatement. La nature est parfois plus économe que le bistouri : on attend 2, 3 jours sous pansement humide, on voit la façon dont les évènements se dessinent. Si on est obligé d'intervenir, on régularisera alors en tâchant de conserver le plus possible.

Au membre inférieur, la longueur du segment importe peu, le port d'un bon pilon ou mieux d'une jambe artificielle permettra la marche et même certains travaux; aussi on fera des amputations typiques de façon à obtenir de bons moignons qui cicatriseront vite. Au contraire, la valeur fonctionnelle du membre supérieur diminue à mesure qu'on s'éloigne de sa périphérie. Un bout de moignon peut jouer un rôle considérable; la conservation d'une partie de la main permettra certains actes de préhension, celle d'un moignon d'avant-bras ceux de coaptation; un petit segment de bras permettra une utilisation relative, il est vrai, mais qui aura son utilité. Ainsi plus on conservera au membre supérieur, plus le résultat fonctionnel sera satisfaisant.

Nous citerons en terminant deux observations d'écrasement portant sur le membre supérieur. Dans l'une, l'avant-bras était broyé, mais les vaisseaux avaient été épargnés. Le docteur Villar essaya la conservation et obtint un beau succès. Dans l'autre, l'avant-bras et la main étaient en bouillie, les vaisseaux n'existaient plus. Il ne restait qu'à amputer, ce qui fut fait quelques heures après l'accident. 15 jours après, le blessé sortait guéri.

OBSERVATION XXXVI

(M. le docteur Charrier. (Thèse de Bordeaux. 1905-1906.)

Écrasement de l'avant-bras droit par roue de tramway. — Conservation. — Septicémie. — Guérison.

Le 31 décembre, vers quatre heures de l'après-midi, R..., élève du service de santé de la Marine, veut descendre de tramway. Il glisse et le chasse-pierres de la remorque lui écrase l'avant-bras droit sur le rail. L'hémorragie est assez abondante. Le blessé est transporté à la maison de santé de M. le docteur Villar.

Il y arrive choqué: il a des vomissements, le teint est terreux, les lèvres pâles, les extrémités froides. Localement, on constate une fracture des deux humérus mais la lésion essentielle est l'écrasement de l'avant-bras droit.

Sur la surface postérieure, s'ouvre une vaste plaie. La peau est décollée et déchiquetée irrégulièrement. les muscles, les extenseurs en particulier font hernie. Sur la face antérieure, on trouve une plaie semblable menant directement sur le cubitus et le radius broyés, il est difficile de dire en combien de morceaux.

Mais les vaisseaux sont épargnés: on sent battre la radiale et la cubitale. Au point de vue sensibilité, on trouve de l'anesthésie de la face dorsale de la main

Le blessé est trop choqué pour qu'on puisse songer à une intervention radicale: cependant il est possible qu'elle ne puisse être évitée. En attendant, on désinfecte minutieusement à l'eau oxygénée. On réséque la hernie musculaire, on enlève une esquille assez volumineuse puis on applique un large pansement antiseptique.

Dans la soirée, l'état général reste mauvais.

Le lendemain, 1er janvier, la température est à 39°, le pouls rapide, traits tirés. Lavages à l'eau oxygénée.

Le 2 janvier, le docteur Villar songe à une amputation, mais l'téat général très déprimé reste une contre-indication.

Les 3 et 4 janvier, même état: tous les soirs, température à 39°, pouls vers 96, mais pas de symptômes graves du côté de la plaie.

Le 5, l'état tend à s'amender. Le membre est placé dans une grande gouttière métallique remontant de la main à l'aisselle. A partir de ce moment, la fièvre tombe, la suppuration est abondante et des bourgeons charnus et rosés commencent à surgir.

Un mois et demi après, la suppuration est toujours abondante, il n'existe pas de consolidation et l'anesthésie subsiste toujours dans le domaine du radial.

Au début de mars, on constate un commencement de consolidation, l'anesthésie du dos de la main disparaît peu à peu, mais persiste au niveau de l'index et du pouce; les doigts sont gros, raidis et boudinés; l'articulation du poignet est fixe, la pronation et la supination n'existent plus. État général satisfaisant.

Au début de mai, il n'existe plus qu'une petite perte de substance sur le dos de l'avant-bras est un trajet fistuleux à la partie antérieure par lequel quelques jours avant, a été extraite une esquille provenant du cubitus. On commence mobilisation et massage.

25 mai. Le blessé quitte la maison de santé. L'œdème des doigts et du dos de la main a beaucoup diminué; encore un peu de mobilité anormale du cubitus et radius. Le blessé a été réformé par la Marine mais la demi-impotence persistante de son membre supérieur droit ne l'empêche pas d'exercer à l'heure actuelle la profession de médecin civil.

OBSERVATION XXXVII (personnelle)

(Prise dans le service de M. le professeur agrégé Bégouin.)

Écrasement complet de la main, du poignet et de l'avant-bras dans un engrenage. — Pas de choc. — Amputation immédiate. — Guérison en 15 jours.

Le 15 janvier 1908, à 5 heures du soir, Fernand V..., ouvrier briquetier à la Souys, en poussant la terre glaise entre les cylindres à la main et la moitié inférieure de l'avant-bras happées et écrasées par l'engrenage avant qu'on ait le temps d'arrêter la machine. Il ne perd pas connaissance, ne saigne pas beaucoup.

Après un pansement fait à la Bastide, il entre vers 10 heures à St-André.

Le blessé n'est pas choqué. Il marche d'un pas ferme sans l'aide de personne et répond normalement aux questions. Il est un peu pâle seulement mais le pouls est à 80, régulier, bien frappé et les extrémités sont chaudes. On constate un broiement complet de la main, du poignet et de la moitié inférieure de l'avant-bras. A la main, les doigts sont luxés, écrasés, les méta-carpiens et les os du poignet en bouillie, les articulations ouvertes, les tendons sectionnés. A la partie inférieure de l'avant-bras, la peau manque, les muscles sont à nu, broyés. On voit le sque-lette dépériosté mais non brisé. Les deux artères ne battent plus et la sensibilité a à peu près disparu. Le tout est intimement souillé de terre glaise.

Devant ce délabrement, le docteur Lefèvre, médecin résidant, se décide à l'intervention d'autant plus que le blessé n'est pas choqué, il s'est d'ailleurs écoulé 5 heures depuis l'accident. Sous chloroforme il pratique une amputation atypique d'avant-bras. Lavage à l'eau oxygénée, suture lâche et drainage.

Les suites opératoires furent très bonnes, sans phénomènes in-fectieux. A noter simplement une angine érythémateuse in-tercurrente, mais 15 jours après l'amputation, le blessé quittait l'hôpital, guéri par première intention. Seuls subsistaient quelques bourgeons charnus pas encore complètement cicatrisés.

CONCLUSIONS

La méthode de conservation à outrance, prêchée par Reclus, qui compte tant de succès quand les chirurgiens confondent l'écrasement avec la fracture ouverte comporte bien des contre-indications lorsqu'il s'agit d'écrasements vrais.

* * *

La conduite à tenir dans ces vrais écrasements varie suivant le moment et suivant l'état des lésions.

I. *Pendant la période de choc :*

On n'interviendra jamais. On se contentera de « remonter » l'état général puis de désinfecter minutieusement le foyer de l'écrasement.

II. *Après le choc :*

Il faut se décider rapidement pour la conservation ou l'amputation.

A. *Cas où le membre est perdu :* soit qu'il ait été amputé par le traumatisme, soit qu'il reste froid et insensible par écrasement du paquet vasculo-nerveux.

Ici, il faut intervenir. Le chirurgien doit saisir « l'espace libre » qui sépare le choc de l'infection et faire alors l'amputation assez haut, sous le moins d'anesthésique possible, éther de préférence, en laissant le moignon très largement ouvert.

B. *Cas où le membre a conservé sa vitalité :* les gros vaisseaux ont été épargnés : le membre reste chaud et sensible.

On peut risquer la vie pour tenter de sauver le membre.

Les premiers pansements ont une importance capitale, - ils peuvent être appuyés d'opérations dites conservatrices.

Pourtant même ici, mieux vaut amputer d'emblée :

1o Lorsque le résultat fonctionnel s'annonce comme évidemment mauvais.

2o Lorsque le blessé est jugé incapable de faire les frais d'une longue suppuration.

Si on se décide à conserver, on peut arriver par des soins de tous les instants à sauver le membre mais souvent des complications septiques ou un mauvais résultat fonctionnel viendront forcer la main du chirurgien. De sorte qu'en définitive, en matière d'écrasements de membres, « conserver est bien l'idéal mais amputer reste le plus souvent la réalité. »

* * *

La conservation doit être plus systématiquement recherchée aux membres supérieurs : elle peut être tentée dans tous les cas où le membre a conservé sa vitalité.

Vu, bon à imprimer,
Le Président de la Thèse,
DEMONS.

Vu : *le Doyen,*
A. PITRÉS.

Vu et permis d'imprimer :
Bordeaux, le 14 Décembre 1910.
Pour le Recteur de l'Académie :
A. PITRÉS.

INDEX DES OUVRAGES CONSULTÉS

ANTOINE. — De la conduite à tenir dans les écrasements du membre inférieur. Thèses de Lille, 1907-1908.

BATAILLE. — Traitement des grands écrasements des membres Revue Médicale de Normandie, 10 avril 1906.

BÉGOUIN. — Echecs de la conservation à outrance dans les écrasements des membres inférieurs. *Journal de Médecine de Bordeaux*, 12 janvier 1908.

BÉRARD et STEFANI. — Traitement des grands traumatismes des membres inférieurs. *Lyon chirurgical*, décembre 1910.

BLIN. — De la chirurgie conservatrice dans les grands traumatismes des membres. Thèses de Paris, 1904-1905.

BRANÈRE. — Du traitement des grands écrasements des membres Thèses de Paris, 1893-1894.

BRUANT. — De la chirurgie conservatrice dans les grands écrasements des membres. Thèses de Nancy, 1902-1903.

CHARRIER. — De la conduite à tenir dans les grands traumatismes des membres. Thèses de Bordeaux, 1905-1906.

CLARK. — *Railway surgery Chicago*, 1903-1904, p. 354.

CLOT. — Traitement des grands traumatismes du bras avec fracture compliquée de l'humérus. Thèses de Lyon, 1908-1909.

COLLE et PETIT. — De la conduite à tenir dans les amputations accidentelles. *Echo médical du Nord*, 15 et 23 avril 1906.

Congrès français de chirurgie. — 1895, Communication de Reclus. 1905. Rapport de Nimier et discussion.

DAMBRIN. — Traitement des grands écrasements des membres. *Gazette des Hôpitaux*, 16 juin 1910.

DELDALLE. — De la conduite à tenir dans les écrasements des membres. Thèses de Lille, 1900-1901.

DELON. — Des amputations simultanées dans la continuité des deux membres inférieurs. Thèses de Lyon, 1893-1894.

GRUGET. — De la conduite à tenir dans les écrasements des membres. *Journal des Praticiens*, 29 février 1908.

GUILLAUME (Louis). — Ecrasements des membres. Traitement des plaies. *La Médecine dés accidents du travail*, févr. 1908.

IMBERT. — Les écrasements du membre inférieur. *Revue de Chirurgie*, février 1907.

— *La Clinique*, 26 juin 1908.

LEJARS. — Les limites de la conservation dans les grands traumatismes des membres. *Le Bulletin Médical*, 1897, n° 93.

— Chirurgie d'urgence, édition 1909.

LOBSTEIN. — Des amputations spontanées dans les traumatismes. Thèses de Paris, 1889-1890.

LOISON. — Du moment de l'amputation dans les écrasements périphériques des membres. *Marseille Médical*, 15 janvier 1904.

MASINI. — Des indications opératoires dans les grands écrasements du membre inférieur. Thèses de Paris, 1906-1907.

MERCIER. — Du traitement des grands écrasements des membres par l'embaumement. *Union Médicale du Canada*, décembre 1900.

MICHEL. — De l'intervention conservatrice immédiate dans les grands écrasements des membres. *Revue Médicale de l'Est*, 1er et 15 sept. 1908.

PIET. — L'amputation immédiate dans les écrasements des membres. *Journal des Sciences Médicales de Lille,* 24 avril 1909.

POINSOT. — De la conservation dans le traitement des fractures compliquées. Thèses de Paris, 1872.

RECLUS. — Traitement des grands écrasements des membres. *Gazette des Hôpitaux,* 9 février 1893.

— Congrès français de chirurgie, 1895.

— De la conservation systématique dans les traumatismes des membres. *Revue de Chirurgie,* janvier 1896.

RENAUD. — Contre-indications de la chirurgie conservatrice. Thèses de Bordeaux, 1886-1887.

STEFANI. — Traitement des grands traumatismes des membres inférieurs. Thèses de Lyon, 1909-1910.

TRÉLAT. — *Clinique chirurgicale,* 1891, tome I. Indications des amputations dans les grands traumatismes, p. 161.

WEISS. — Chirurgie des grands écrasements. *Revue Médicale de l'Est,* 15 février 1904.

TABLE DES MATIÈRES

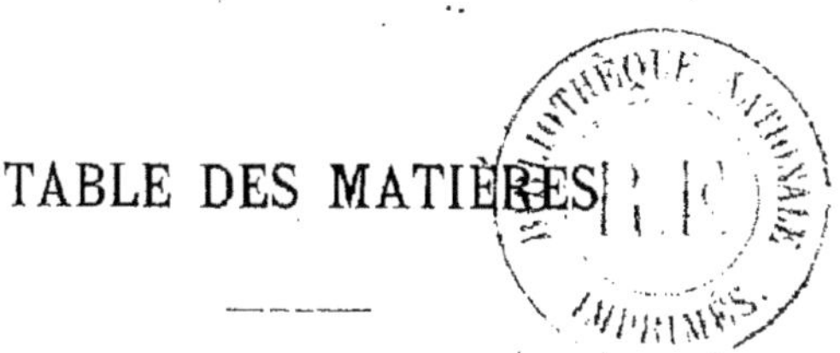